Ergebnisse der Anatomie und Entwicklungsgeschichte
Advances in Anatomy, Embryology and Cell Biology
Revues d'anatomie et de morphologie expérimentale

45 · 5

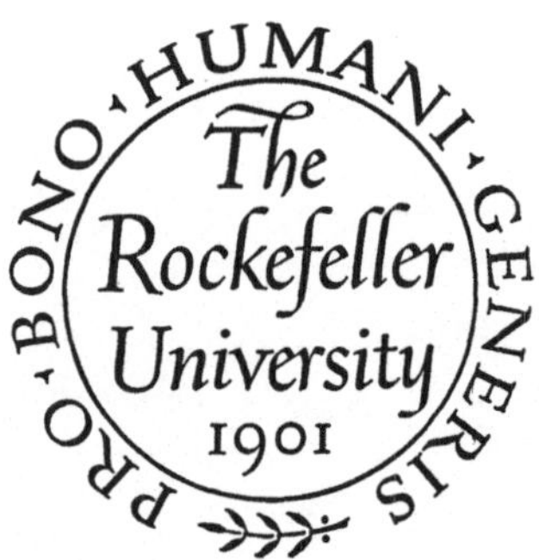
PRO · BONO · HUMANI · GENERIS
The Rockefeller University
1901

Karin Gorgas

Über die Ultrastruktur der Zona reticularis der Nebennierenrinde vom Nutria (*Myocastor coypus* Molina) unter besonderer Berücksichtigung der sog. dunklen Zellen

Mit 25 Abbildungen

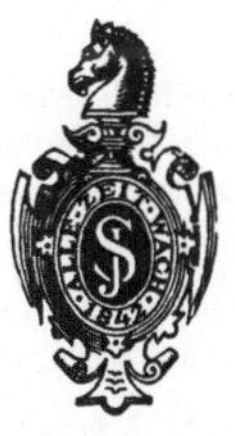

Springer-Verlag Berlin Heidelberg New York 1971

Dr. Karin Gorgas
Anatomisches Institut der Universität zu Köln
5 Köln 41, Lindenburg

Herrn Prof. Dr. W. Bargmann zum 65. Geburtstag gewidmet

ISBN-13: 978-3-540-05633-1 e-ISBN-13: 978-3-642-48278-6
DOI: 10.1007/978-3-642-48278-6

Inhaltsverzeichnis

I. Einleitung

Unter den Zellformen der Nebennierenrinde fanden vor allem die sog. dunklen Zellen der inneren Rindenschichten seit den Untersuchungen von Dostoiewsky (1886) besonderes Interesse. Die durch ihre auffallende Tingierbarkeit auch als acidophil, fuchsinophil, siderophil, tannophil oder argyrophil bezeichneten Zellelemente bekamen nicht nur in vergleichend-histologischer, sondern auch in experimenteller, histopathologischer und in klinischer Sicht große Bedeutung. Als Merkmal der sog. regressiven Transformation (Tonutti, 1941, 1942) sind sie für die Beurteilung der funktionellen Adaptation der Nebennierenrinde auf unterschiedliche Stressgeschehen von Wert. Ihr Vorkommen gilt als morphologischer Ausdruck extremer Belastung des Organs. Das vermehrte Auftreten im Zusammenhang mit dem Erscheinungsbild des androgenitalen Syndroms lenkte die Aufmerksamkeit auf die androgene Partialfunktion der inneren Rindenregion.

Verantwortlich für das färberische Verhalten der sog. dunklen Zellen sind die schollenförmigen Einschlüsse, die sog. „Corps sidérophiles" von Guieysse (1901), die einerseits als Mitochondrien und andererseits als Ergastoplasmastrukturen angesehen wurden. Das Erscheinen der Einschlüsse deutete man sowohl als Zeichen eines spezifischen Degenerationsmodus, als auch als Indikation einer besonders gesteigerten Zellfunktion.

Durch die mehr oder weniger distinkt tingierten Granula und Schollen sind die sog. dunklen Zellen nicht mit den als „dark" oder „compact cells" beschriebenen, homogenen Strukturen identisch, über die in der einschlägigen Literatur die widersprüchlichsten Angaben im Hinblick auf ihre Morphologie und funktionelle Aktivität vorliegen. Mit der Einführung der Perfusionsfixierung über das Gefäßsystem ließen sich die Dichteunterschiede des Grundcytoplasmas, die meist zur Unterscheidung von solchen dunklen und hellen („light" oder „clear cells") Elementen beigetragen haben, auf die Unzulänglichkeit der Immersionsfixierung zurückführen (Kjaerheim, 1968a, 1970; Rhodin, 1971; u.a.).

Die sog. dunklen Zellen mit den polymorphen Einschlüssen wurden in der Nebennierenrinde bei einer Vielzahl von Säugetieren erwähnt. Bei Nagern, vor allem bei einigen südamerikanischen Vertretern, konnten sie als gemeinsames Gruppenmerkmal hervorgehoben werden (Kolmer, 1918; Kohno, 1925). Besonders häufig wurden die sog. „Corps sidérophiles" in der inneren Rindenregion des Meerschweinchens, meist vermehrt noch nach innersekretorischer Belastung, beobachtet (Guieysse, 1901; Mulon, 1905, 1910; Hoerr, 1931, 1936; Bachmann, 1939; da Costa, 1952; Ehrenbrand, 1959, 1963; u.a.). Aus dem weiteren Verwandtschaftsbereich des Meerschweinchens interessierte aus der Gruppe der Caviomorpha vor allem der in Pelztierfarmen gehaltene und gezüchtete Sumpfbiber oder Nutria (*Myocastor coypus* Molina), da bei dieser Form in der juxtamedullären Region stets sog. dunkle Zellelemente mit deutlich hervortretenden Granula und Schollen vorkommen. Sie stellen ein spezifisches Merkmal der Rinde des Nutria dar (Smollich, 1962a, b) und treten unabhängig von morphologischen Anzeichen einer regressiven Transformation (Tonutti, 1941, 1942, 1951) auf. Ihre zonale Verteilung und Häufigkeit ist jedoch größeren individuellen Schwankungen unterlegen.

In der vorliegenden Studie wird die Feinstruktur der „Corps sidérophiles" in den verschiedenen Regionen der Reticularis und ihre Beziehung zu den Zellorganellen unter Berücksichtigung verschiedener Fixierungstechniken analysiert. Besondere Aufmerksamkeit wird der Morphologie der verschiedenen Reticulariszellen gewidmet, um Einblick in ihren Funktionsstatus und in die Genese der schollenförmigen Einschlüsse zu gewinnen.

II. Material und Methodik

Zur Untersuchung der inneren Rindenschichten der Nebenniere standen 3, 7 (♂, ♀) Sumpfbiber (*Myocastor coypus* Molina) zur Verfügung. Die Präparation der Tiere erfolgte stets zur gleichen Tageszeit (9.00—11.00), da die Nebennierenrinde in Abhängigkeit tagesrhythmischer Schwankungen der ACTH-Ausschüttung einem stetigen Funktionswandel unterliegt (Winkler et al., 1962; Retienne et al., 1964; u.a.).

Lichtmikroskopie. In Nembutalnarkose wurden nach Eröffnung der Bauchhöhle die Nebennieren entnommen und 2—3 mm dicke Gewebescheiben sofort in 10%iges, säurefreies Formol, in 3%iges, gepuffertes Glutaraldehyd, in Alkohol-Eisessig und in Bouin eingelegt. Einbettung in Paraffin. Schnittserien von 6—10 µ. Färbungen und Reaktionen: Hämatoxylin-Hämalaun-Eosin, Eisenhämatoxylin (Weigert), Thionin, Azan (Heidenhain), Trichromfärbung (Goldner), Aldehydfuchsin-Kernechtrot (Gomori), Perjodsäure-Schiff-Hämalaun (Pearse), Long Ziehl-Neelsen-Methode. Gefrierschnitte von 10—12 µ. Lipoiddarstellung: Sudan III und IV (Chiffelle u. Putt), Nachweis von Cholesteriden: Schultz- und Digitonintest, Okamoto-Methode (Ueda) und von Lipofuscin: Schmorl-Methode.

Elektronenmikroskopie. 8 (1, 7) Tiere wurden in Nembutalnarkose nach Eröffnung des Thoraxraumes über den linken Herzventrikel bei einem Druck von 110—120 mm Hg mit einer körperwarmen Macrodex- bzw. Polyvinylpyrrolidonlösung (Fa. Knoll bzw. Fa. Bayer; 4%ig mit Michaelispuffer auf pH 7,2—7,4 eingestellt) max. 60 sec durchspült. Perfusionsfixierung mit einer kalten 3%igen, gepufferten Glutaraldehydlösung (pH 7,2—7,4; 15—20 min), der in einigen Fällen Procain (0,1—0,5%) und Polyvinylpyrrolidon bzw. Macrodex (4%, nach Bohman u. Maunsbach, 1970) zugesetzt wurde. Spülung mit Phosphatpuffer (pH 7,2 bis 7,4; 15—20 min). Entnahme der Nebennieren. Auswaschen der ca. 1 mm dicken Gewebescheiben in Phosphatpuffer (Zusatz von Saccharose, 5%, 1 Std). Nachfixierung in ungepufferter 4%iger OsO_4-Lösung und in einigen Fällen Vorkontrastierung der Gewebestücke in einer 0,5%igen Uranylacetatlösung (pH 5—5,3 in Michaelispuffer, Zusatz von Saccharose, 4%; $1^1/_2$ Std). Rasche Entwässerung in aufsteigender Alkoholreihe und Einbettung über Epoxypropan in Araldit und Epon.

Bei einem Nutria wurde vor der Perfusion der rechten Nebenniere in Nembutalnarkose die Bauchhöhle eröffnet und nach Abklemmung der zu- und abführenden Gefäße die linke Nebenniere entfernt. 1—2 mm dicke Gewebestücke dieser linken Nebenniere wurden in 10%iges, säurefreies Formol, 3%iges, gepuffertes Glutaraldehyd, in Alkohol-Eisessig und in 4%ige, ungepufferte OsO_4-Lösung (2 und 48 Std) eingelegt und dann in Paraffin, Araldit und Epon eingebettet. Unter dem Einfluß verschiedener Fixierungsmittel und -techniken sollte die Modifizierbarkeit der Zellorganellen, im besonderen des glatten endoplasmatischen Reticulums, in der Nebennierenrinde bei ein und demselben Individuum ermittelt werden.

Dünnschnitte wurden mit dem Reichert-Ultramikrotom hergestellt. Kontrastierung mit Uranylacetat und Bleicitrat. Elektronenmikroskopische Aufnahmen: Siemens 101 A, Zeiss EM 9 S-2.

Für die lichtmikroskopische Kontrolle wurden 0,5—1 µ dicke Schnitte mit Azur II-Methylenblau (Richardson, modifiziert) und mit Eisenhämatoxylin nach Regaud (Musy et al., 1970) gefärbt. Vor allem mit der letzteren Methode stellten sich die großen Komplexe des glatten ER in den Reticulariszellen elektiv dar.

Die Sumpfbiber wurden mir vom Zoologischen Garten Köln zur Verfügung gestellt. Herrn Direktor Windecker danke ich für die Überlassung des Materials.

III. Befunde

Lichtmikroskopie

Beim Sumpfbiber läßt sich in der außerordentlich breiten Nebennierenrinde an Hand der Lipoidverteilung eine schmale Zona glomerulosa, eine breite Zona fasciculata und eine auffallend erweiterte Zona reticularis abgrenzen. In der innersten Schicht, die an Ausdehnung über die Hälfte der Rinde einnimmt, treten markwärts vermehrt Zellen auf, die besonders nach Färbungen wie Eisenhämatoxylin, Azan oder PAS selektiv tingierte, schollige Einschlüsse enthalten. Bei den untersuchten Individuen lassen sich alle Stadien vom vereinzelten Vorkommen dieser Elemente nahe der Mark-Rindengrenze und zwischen den Markzellsträngen bis hin zu ihrem gehäuften Auftreten in der gesamten Reticularis nachweisen.

Als kleine ovale oder sichelförmige, stark acidophile Cytoplasmaverdichtungen treten sie in fasciculatanahen Reticulariszellen zuerst im Perikaryon auf. Markwärts geht mit der Vermehrung der Einschlüsse und ihrem fortschreitenden Größenwachstum eine Abnahme der Lipoidgranula und die Verdrängung der Zellorganellen an die Zellperipherie parallel. Zur Mark-Rindengrenze hin beobachtet man bei einigen Individuen eine Verdichtung und Schrumpfung der Zellen. In Paraffinschnitten immersionsfixierter Nebennierenscheiben (Formol, Bouin, Alkohol-Eisessig, u.a.) fallen intensiv gefärbte Schollen in häufig zweikernigen Reticulariszellen auf, die sich meist zwiebelschalenartig um den nicht pyknotisch veränderten Kern lagern und durch einen hellen Schrumpfungsraum deutlich gegeneinander abgegrenzt werden (Abb. 1a). In Semidünnschnitten immersionsfixierter Gewebestücke (OsO_4-Lösung) treten die dunklen Zellelemente selektiv in Form fädig vernetzter Strukturen in Erscheinung. Diese lockenwickelartig angeordneten Aggregate weisen häufig eine ringförmige Verteilung um den Kern auf (Abb. 1b). In nach der Methode von Richardson gefärbten Semidünnschnitten perfusionsfixierter Organe sind sie als dunklere, homogene Zellbezirke relativ schwer zu identifizieren (Abb. 1c), während sie sich nach der Eisenhämatoxylinfärbung nach Regaud deutlich in Form langgestreckter, polymorpher Komplexe vom helleren, weniger dichten Grundcytoplasma abheben (Abb. 1d), in dem dicht gepackt Mitochondrien, Lysosomen und vereinzelt Lipoidtropfen liegen. Ihr Auftreten ist somit nicht an eine bestimmte Fixierungstechnik oder an bestimmte Fixierungs- und Einbettungsmittel gebunden, man beobachtet lediglich eine Modifizierbarkeit ihres Erscheinungsbildes.

Neben diesen polymorphen Einschlüssen kommen bei einigen Individuen in fasciculatanahen Zellen runde oder ovale, dunkle Kugeln vor. In einem Zellanschnitt kann man 7—20 kleinere, bis zu 5 μ dicke Granula erkennen (Abb. 2b) oder 2—4 größere Körper, deren Durchmesser 6—8 μ beträgt (Abb. 2a, b). Diese intensiv acidophilen und siderophilen Granula, die nicht einheitlich homogen erscheinen, sondern durch kleine helle Flecken eine gewisse Musterung aufweisen, sind relativ scharf gegen einen hellen, organellfreien Cytoplasmasaum abgegrenzt, an den sich eine bis zum Plasmalemm reichende Zone anschließt, in der dicht gedrängt Mitochondrien, Lysosomen und meist zahlreiche Lipoidtropfen liegen.

Weiterhin stellt man bei einer Anzahl von Individuen, die sich durch eine besonders breite Rinde und außerordentlich viele dunkle Zellen in marknahen

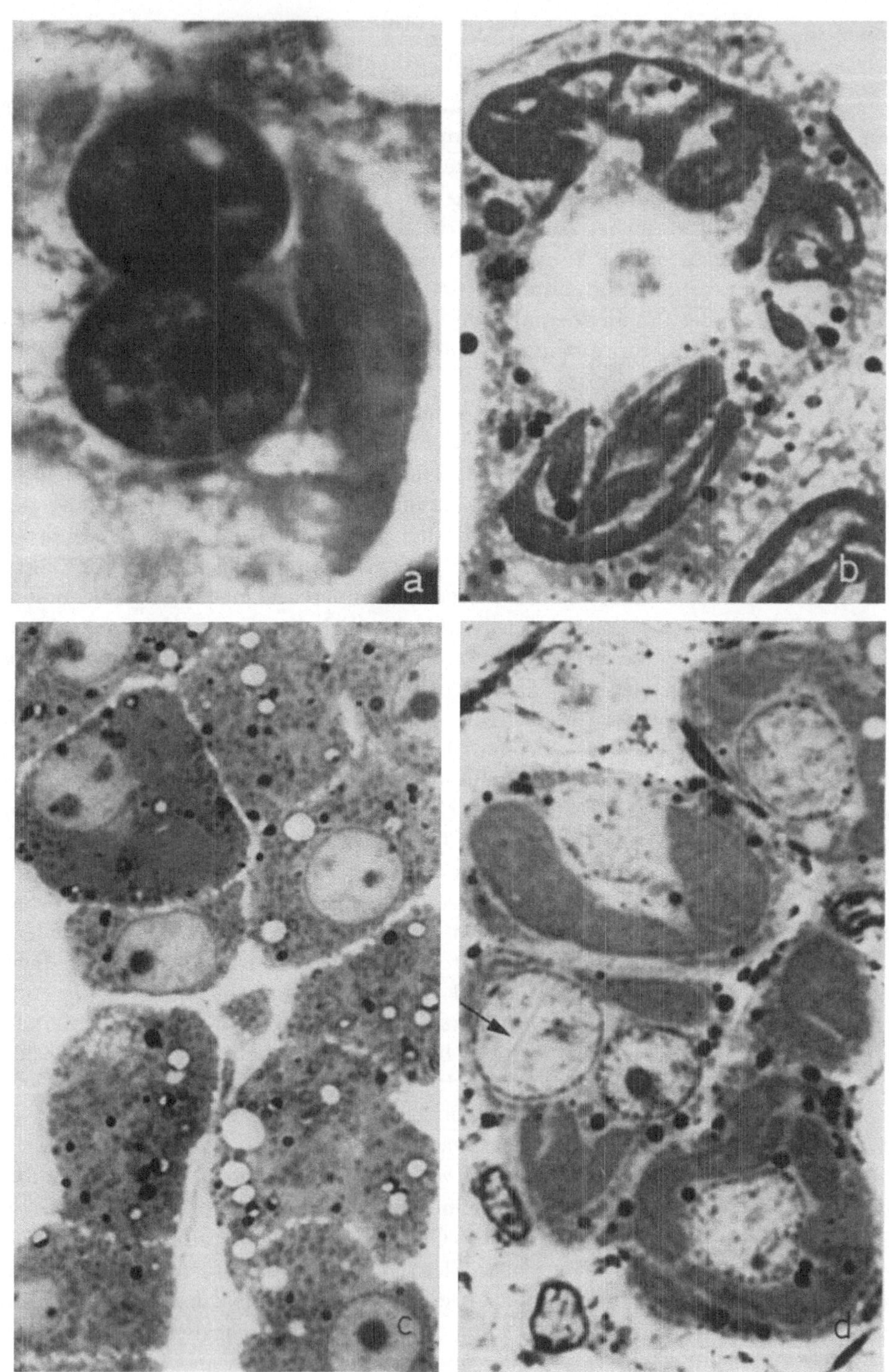

Abb. 1a—d

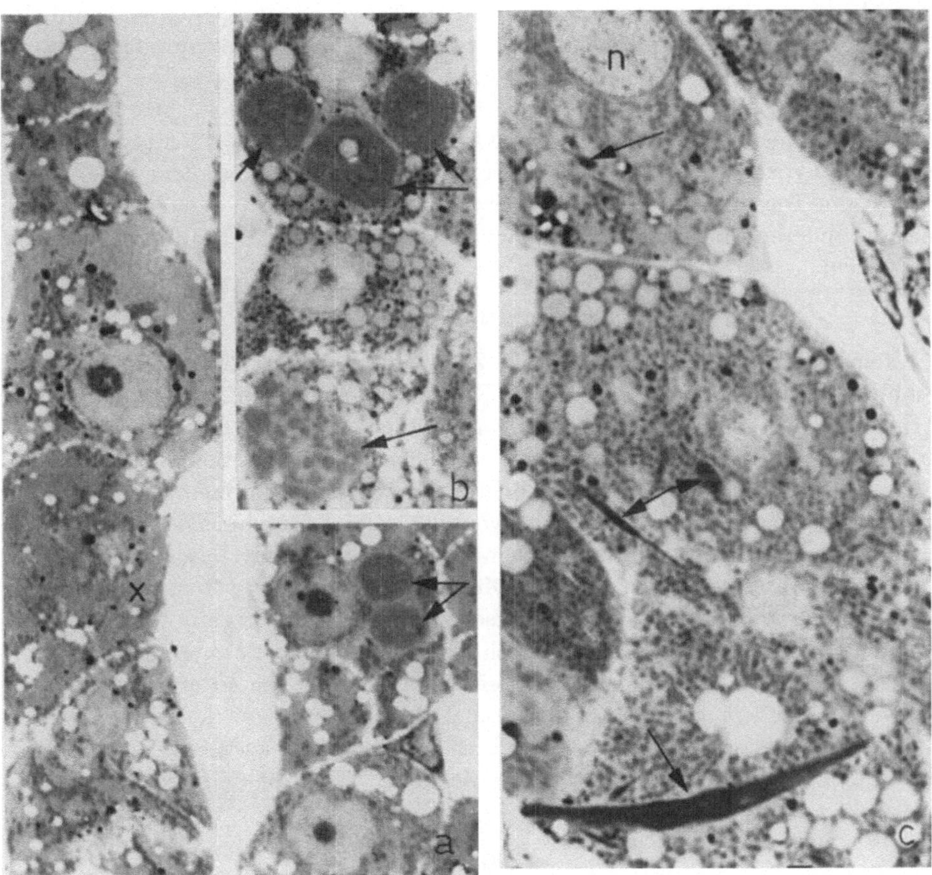

Abb. 2a—c. Deutlich abgegrenzte, unterschiedlich große, dunkle Kugeln in fasciculatanahen Reticulariszellen (↑). Im Vergleich dazu die Verdichtung der Cytoplasmastruktur und Genese dunklerer Zellbezirke in einer sog. dunklen Zelle (×). Präparation wie bei Abb. 1c. Lichtmikr. Vergr. 800:1, Abbildung 1300:1. c Kristallähnliche, langgestreckte Strukturen in mitochondrienreichen Reticulariszellen (↑). Nucleus (*n*). Präparation wie bei Abb. 1c. Lichtmikr. Vergr. 1000:1, Abbildung 1800:1

Abb. 1a—d. Die als „Corps sidérophiles" bezeichneten, typischen Einschlüsse der sog. dunklen Rindenzellen bei unterschiedlicher Fixierung, Einbettung und Färbung. a Stückfixierung in Alkohol-Eisessig, Paraffinschnitt, Hämatoxylin-Eosin-Färbung. Lichtmikr. Vergr. 1000:1, Abbildung 2400:1. b Stückfixierung in 4%iger OsO_4-Lösung, Semidünnschnitt, Epon, Hämatoxylinfärbung nach Regaud. Lichtmikr. Vergr. 1000:1, Abbildung 2000:1. c Perfusionsfixierung mit 3%igem Glutaraldehyd, Semidünnschnitt, Araldit, Azur II-Methylenblau-Färbung nach Richardson. Lichtmikr. Vergr. 800:1, Abbildung 1200:1. d Perfusionsfixierung mit 3%igem Glutaraldehyd, Semidünnschnitt, Epon, Hämatoxylinfärbung nach Regaud, nucleäre Kristalle (↑). Lichtmikr. Vergr. 800:1, Abbildung 1600:1

Bereichen auszeichnen, in peripheren Reticulariszellen dunkle, kristallähnliche Elemente fest. Diese unterschiedlich dicken, siderophilen Strukturen fallen durch ihre bemerkenswerte Längenausdehnung auf, sie können Werte von 20 μ und mehr erreichen (Abb. 2c).

In der inneren Rindenregion des Nutrias lassen sich schon lichtoptisch verschiedene Typen siderophiler Einschlüsse identifizieren, die vor allem in der Form differieren. Die typischen „Corps sidérophiles" erscheinen polymorph, während sich die anderen Einschlüsse als runde bzw. langgestreckte, kristalline Strukturen darstellen.

Elektronenmikroskopie

Feinstrukturell zeichnen sich die Zellen der inneren Rindenschichten des Sumpfbibers (innere Fasciculata und Reticularis nach der Zoneneinteilung von Arnold) durch besonderen Reichtum an Mitochondrien und ausgeprägte Entfaltung des glatten oder agranulären endoplasmatischen Reticulums (ER) aus. Eingebettet in ein engmaschiges, dichtes Netzwerk ungeordneter, schlauchförmiger und anastomosierender Tubuli von 400—500 Å Durchmesser weisen Mitochondrien und Zelleinschlüsse — kleine Lipoidtropfen und Lysosomen — eine gleichmäßige Verteilung auf. Mit der Differenzierung größerer Membrankomplexe des agranulären ER, die sich durch fortschreitenden Ordnungsgrad ihrer Strukturelemente auszeichnen, geht lichtoptisch eine zunehmende Eosinophilie des Cytoplasmas einher und elektronenoptisch eine Polarisierung der Zellorganellen, deren Ausmaß vor allem an der Lokalisation und Konzentration der Mitochondrien und Zelleinschlüsse abzulesen ist und ihren Abschluß in der völligen Verdrängung der Mitochondrien und gelegentlich des Zellkerns bis an die Zellperipherie findet.

Glattes ER

Ausgehend von dem dichten, ungeordneten Maschenwerk sich verzweigender Tubuli als einem Organisationstyp des glatten ER, der in allen Rindenzellen beim Nutria zu beobachten ist, als charakteristisch für steroidbildende Zellen gilt und bei vielen Säugetiergattungen in der Nebennierenrinde, in Leydigschen Zwischenzellen und in Luteinzellen des Ovars in dieser Ausformung große Areale des Cytoplasmas einnimmt, kommen beim Nutria fünf weitere Typen vor, die sich als lokale Modifikationen auf Grund ihrer Größe und des Ordnungsgrades ihrer tubulären Elemente unterscheiden.

Beim *ersten Typ* bilden parallel ausgerichtete Tubuli in quadratisch, seltener in hexagonal dichter Packung Bündel, die sich zu mehreren miteinander verflechten, im Cytoplasma in wellenförmiger oder wickelartiger Anordnung in verschiedenen Ebenen verlaufen und unterschiedlich große, spezifisch organisierte Komplexe aufbauen (Abb. 3—5). Ein Komplex setzt sich meist aus 3—10 Bündeln zu je 15—20 Tubuli zusammen, die im Schnitt je nach Verlaufsrichtung der Bündel quer, schräg oder längs getroffen sein können. Die Tubuli haben einen Durchmesser von 450—500 Å, der im Gegensatz zu dem der umgebenden Profile in einem Bündel nur wenig variiert. Die dreischichtige Wand ist 70 Å dick und der Spaltraum zwischen den Tubuli, der gelegentlich durch dünne Brückenbildungen unterbrochen wird, mißt 80—100 Å und gleicht damit dem

Abstand zwischen äußerer und innerer Mitochondrienmembran. Im Zentrum eines Tubulus findet sich manchmal eine dichte, 50—80 Å dicke Struktur. Die Tubuli gehen an der Peripherie eines Bündels bzw. Aggregates in Profile des ungeordneten glatten ER über. Während in diesem umgebenden Netzwerk in gleichmäßiger Verteilung außerordentlich viele, in Rosetten angeordnete Ribosomen und Glykogenpartikel in β- und α-Form liegen, beobachtet man zwischen den parallel ausgerichteten Tubuli eines Stranges weder solche Polyribosomen noch Glykogengranula, nur zwischen den einzelnen Bündeln eines Komplexes kommen im peripheren Bereich an Fehlstellen der dichten Packung einzelne β-Partikel vor (Abb. 3a, 4).

Bündel bzw. kleinere Aggregate treten bereits in Zellen der inneren Fasciculata auf (Abb. 19), durchziehen einzeln oder zu mehreren das Cytoplasma und weisen enge räumliche Beziehungen zur Kernmembran, zu Mitochondrien (Abb. 3, 4), zu plattenförmigen Zisternen des granulären ER (Abb. 19), zum Golgiapparat (Abb. 5) und zu Lipoidvacuolen auf. Lichtoptisch lassen sie sich nicht eindeutig identifizieren. Größere Pakete, deren Zahl markwärts zunimmt, sind vielgestaltig, ihr Durchmesser kann bis zu 3 μ betragen und ihre Länge über 8 μ. In solchen langgestreckten Systemen durchziehen die Tubuli über eine Strecke von mehreren μ in gerader Ausrichtung das Cytoplasma, nicht selten bis unter das Plasmalemm (Abb. 4). Lichtoptisch fallen diese großen Areale nur in Schnitten immersionsfixierter (OsO_4-Lösung) und in Epon oder Araldit eingebetteter Gewebestücke auf, und zwar im Vergleich zu den später zu besprechenden, dunkel tingierten Schollen des 3., 4. und 5. Typs als weniger intensiv gefärbte, homogene Einschlüsse mit relativ deutlicher Abgrenzung gegen das umgebende, vacuolär differenzierte Maschenwerk des glatten ER.

Die Reticulariszellen, die in den inneren Rindenschichten solche Membranaggregate aufweisen, zeichnen sich durch ausgeprägte Golgiregionen, zahlreiche kleine Mitochondrien und einzelne Riesenformen, durch lokale Anhäufungen von Polyribosomen und geringen Lipoidgehalt aus.

Neben diesen dicht gepackten Tubulibündeln in wellenförmiger Anordnung treten in vielen Rindenzellen, meist in peripheren Cytoplasmaabschnitten, Komplexe konzentrisch geschichteter Membranplatten auf. Bei diesem *zweiten Typ* bilden bis zu 30 übereinander gestapelte Platten wickel- oder wirbelartige Formationen, die im Zentrum häufig ein oder zwei Mitochondrien, kleinere Lipoidvacuolen und zahlreiche, zu Rosetten angeordnete Ribosomen einschließen (Abb. 6). An der Peripherie solcher Wickel gehen die etwas erweiterten Platten in Zisternen des agranulären oder auch granulären ER über. Poren in unterschiedlicher Zahl ermöglichen besonders in dicht geschichteten Komplexen eine Zuordnung der Membranen in Platten. Diese fenestrierten Membransysteme, deren Durchmesser 2—15 μ beträgt, bedingen eine gewisse Gruppierung der Zellorganellen. Die meist ovalen oder länglichen Mitochondrien umgeben mehr oder weniger dicht gestapelt die lichtoptisch hell und rund erscheinenden Membrankomplexe. Riesenmitochondrien oder Formen mit großen, kontrastreichen Einschlüssen beobachtet man in solchen Rindenzellen seltener.

Die lichtoptisch an der Grenze zwischen Fasciculata und Reticularis als große, dunkle Kugeln in Erscheinung tretenden Cytoplasmadifferenzierungen stellen elektronenmikroskopisch kompakte Komplexe modifizierter, tubulär verzweigter

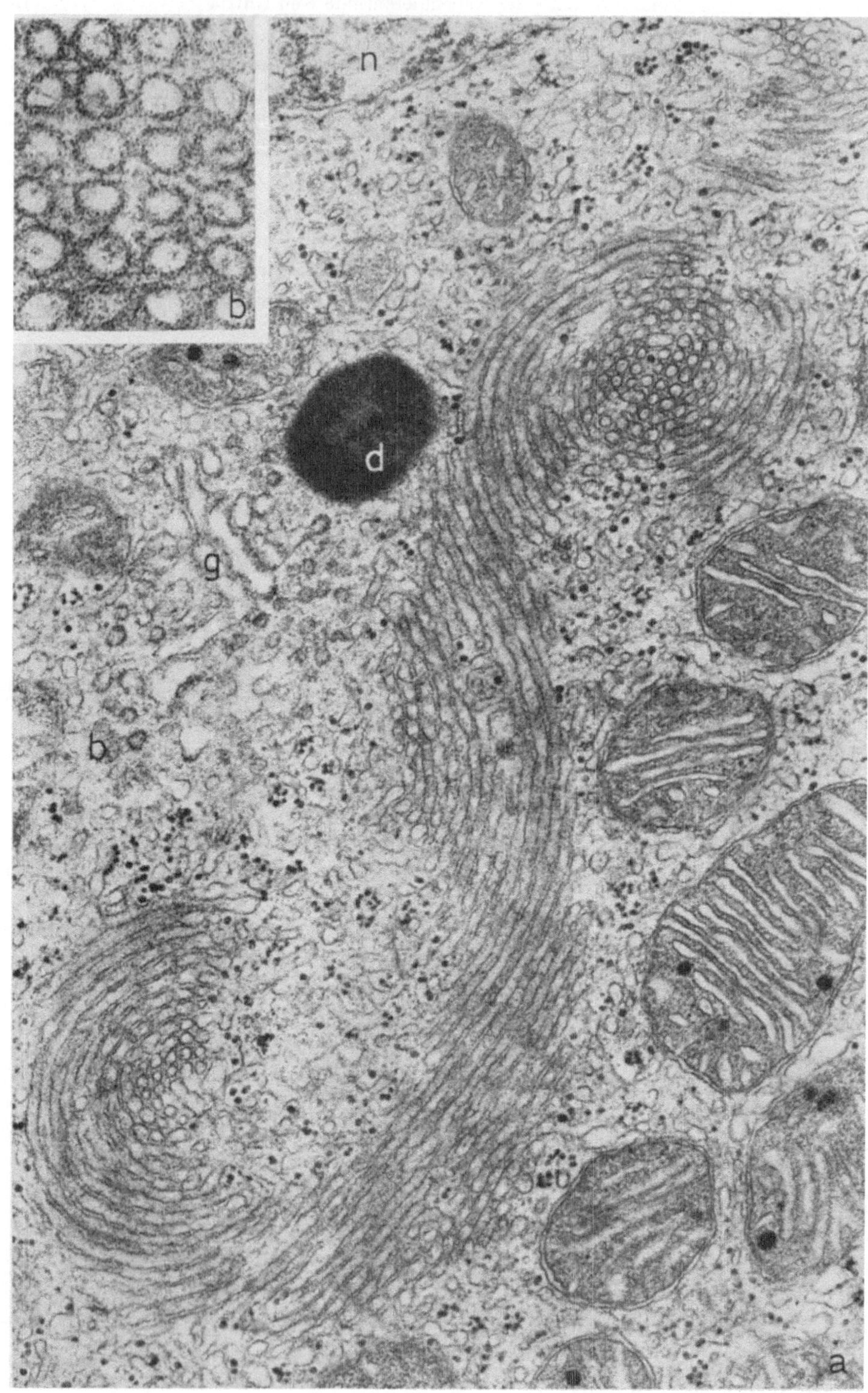

Abb. 3a u. b

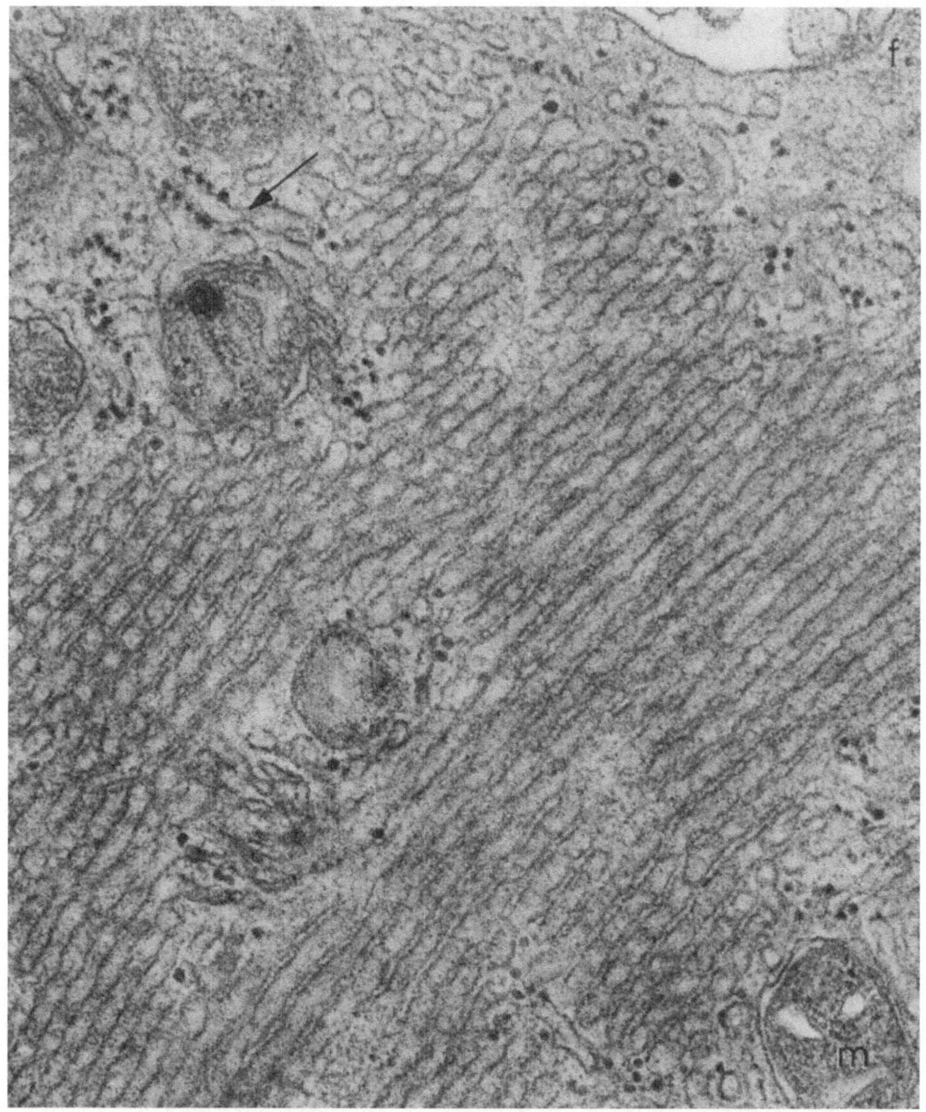

Abb. 4. Längsgeschnittene Profile mehrerer Tubulibündel, die sich bis unter das Plasmalemm erstrecken. Beachte die Verbindung zwischen granulärem und glattem ER (↑). Mitochondrien (*m*), Filamente (*f*). Elektronenmikr. Vergr. 30000:1, Abbildung 80000:1

Abb. 3. a Lockenwickelartige Anordnung der quadratisch dicht gepackten Tubuliaggregate (Typ I) in einer peripher gelegenen Reticulariszelle. Nucleus (*n*), Golgifeld (*g*), Stachelsaumbläschen (*b*), lysosomale Granula (*d*). Elektronenmikr. Vergr. 16000:1, Abbildung 42500:1. b Quergeschnittene, quadratisch dicht gepackte Tubuli mit deutlich dreischichtiger Membran. Elektronenmikr. Vergr. 40000:1, Abbildung 184000:1

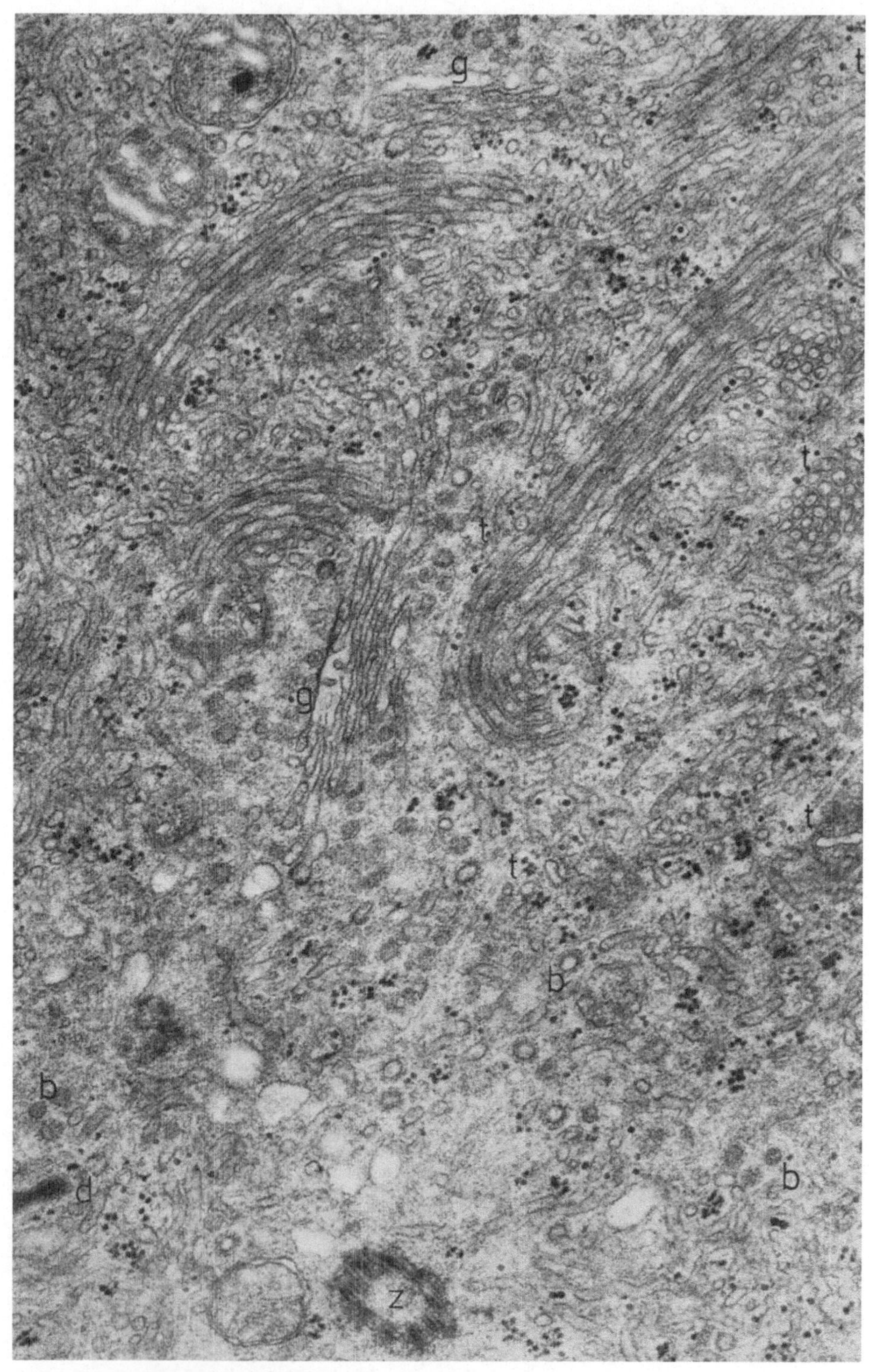

Abb. 5. Unterschiedliche Ausrichtung der einzelnen Tubulibündel in Korrelation zur Anordnung der einstrahlenden Mikrotubuli. Golgiregion (*g*), Stachelsaumbläschen (*b*), Lysosomen (*d*), Zentriol (*z*), Mikrotubuli (*t*). Elektronenmikr. Vergr. 16000:1, Abbildung 42500:1

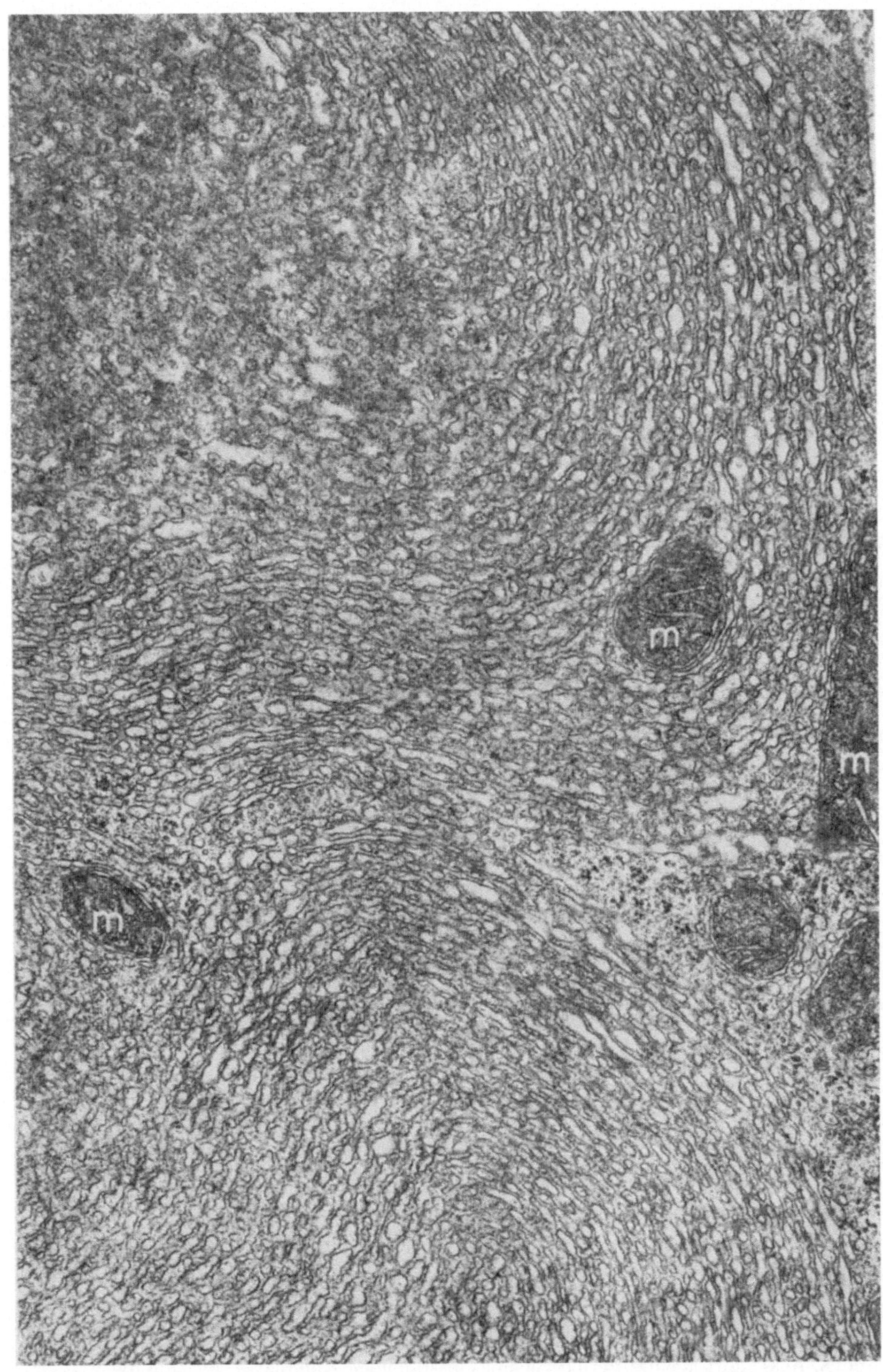

Abb. 6. Gefensterte Membranwickel des glatten ER (Typ II) an der Peripherie einer Reticulariszelle. Mitochondrien (*m*). Elektronenmikr. Vergr. 6000:1, Abbildung 28000:1

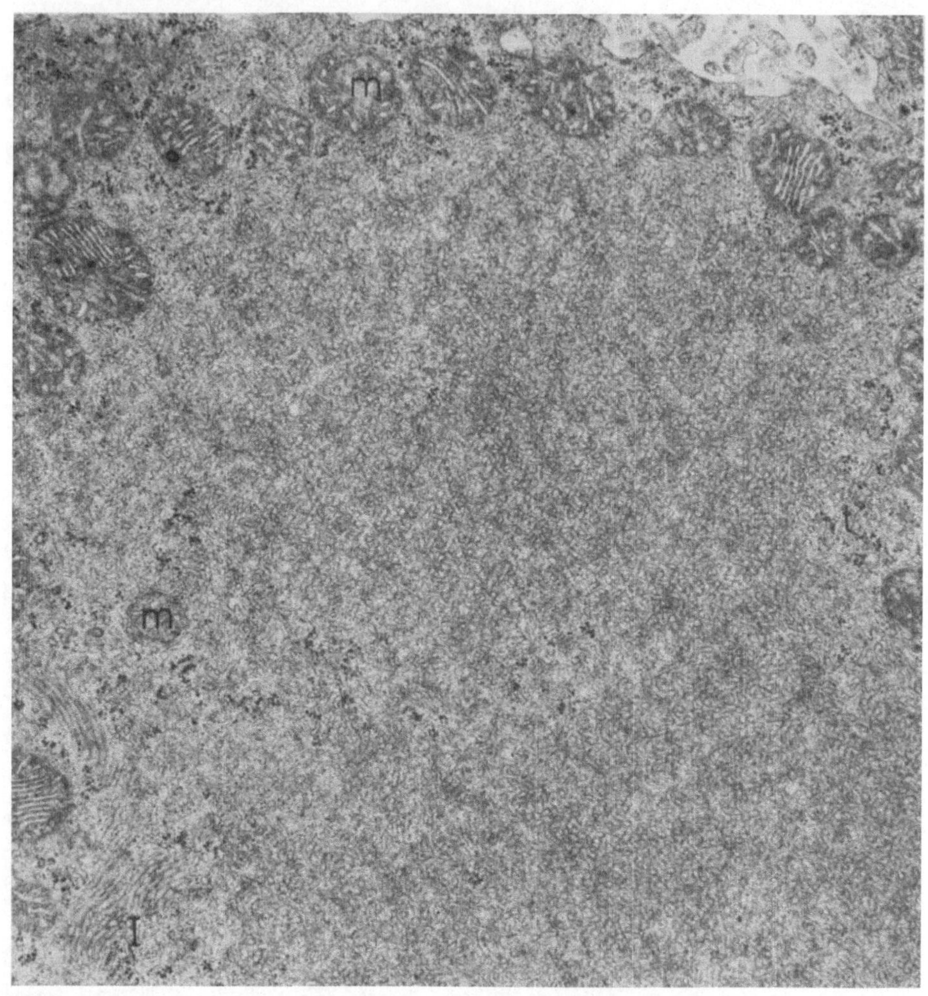

Abb. 7. Kristalloide Komplexe des glatten ER mit spezifischem Ordnungsgrad (Typ III) in fasciculatanaher Reticulariszelle. Mitochondrien und Polyribosomen weisen eine randständige Verteilung um die lichtoptisch dunkel erscheinenden, runden Körper auf. Mitochondrien (*m*), Mikrotubuli (*t*), einstrahlende Tubuliaggregate (*I*). Elektronenmikr. Vergr. 8000:1. Abbildung 19000:1

Profile des glatten ER dar, die unter extremer Verdichtung und spezifischer Ausrichtung hochorganisierte Systeme bilden. Der Ordnungsgrad dieses *dritten Typs* ist außerordentlich komplex und weit höher als der aller anderen Typen.

Abb. 8. Ausschnitt aus der Peripherie eines kristalloiden Komplexes. Beachte die Verteilung der Polyribosomen und einzeln verstreuten Ribosomen im Verhältnis zur Dichte und Organisation der Einzeltubuli. Mitochondrien (*m*), Lipoidvacuolen (*l*), Lysosomen (*d*) Polyribosomen (*r*). Elektronenmikr. Vergr. 16000:1, Abbildung 42500:1

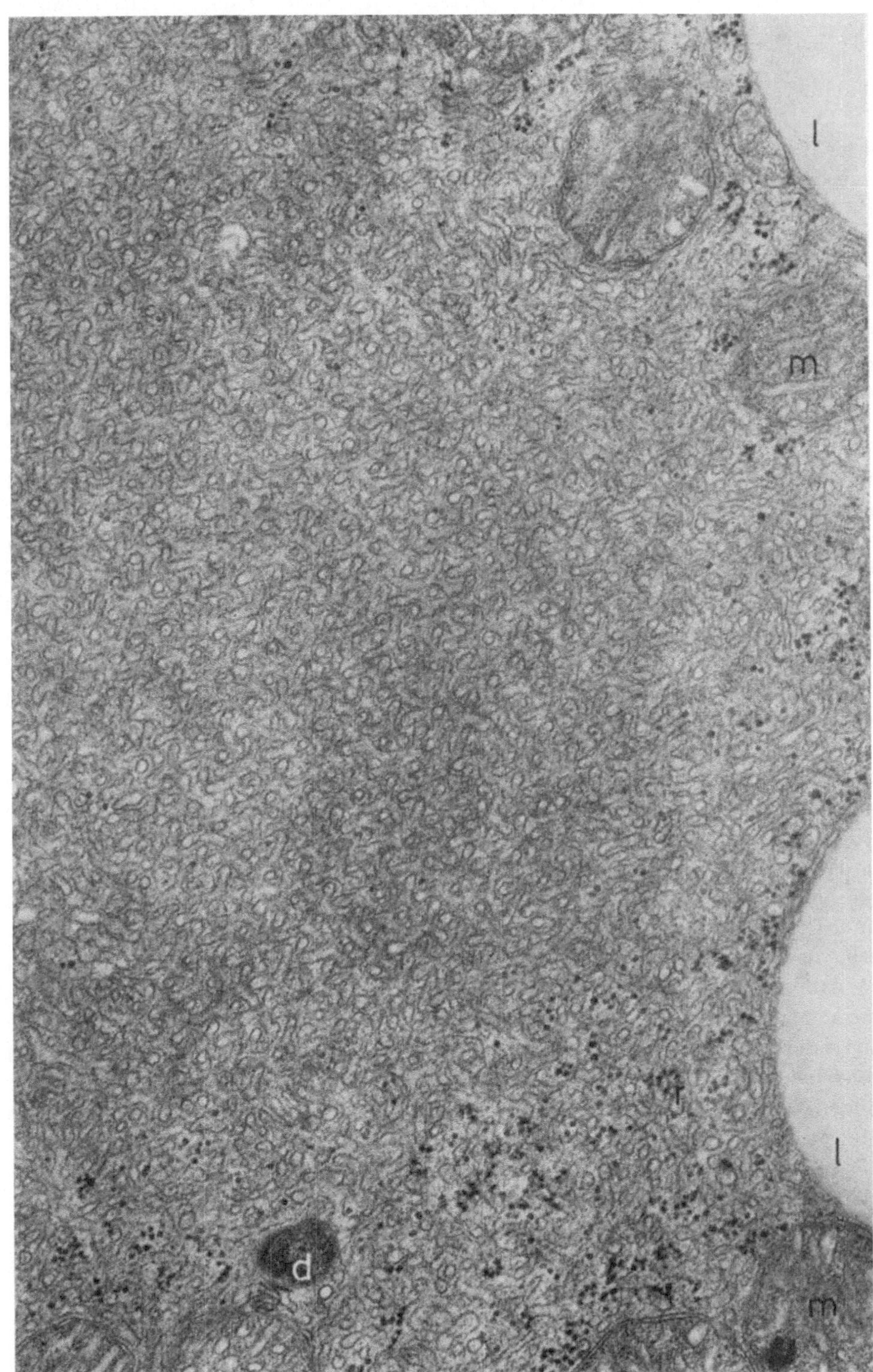

Abb. 8

Die tubulären Profile bilden in hexagonal dichtester Packung gitterähnliche Kristalloide. Als Untereinheiten, die in bestimmten Ebenen ineinander verzahnt und durch Brückenbildungen verbunden sind, stellen sich meist zwei oder drei Tubulisysteme dar, für die jeweils parallele Ausrichtung und hexagonal dichte Packung charakteristisch ist. Verschiedene Schnittebenen durch solche unterschiedlich großen Aggregate zeigen den komplexen Aufbau und die kristalloide, auf bestimmten Gesetzmäßigkeiten beruhende räumliche Ordnung der Einzeltubuli (Abb. 7—9). Diese Formationen werden stets von einem tubulär verzweigten Netzwerk des glatten ER umgeben, das auf Grund seiner geringen Entfaltung in Dickschnitten als heller Hof erscheint und in Paraffinschnitten durch den schlechteren Erhaltungszustand als Schrumpfungsraum imponiert, der die acidophilen Kugeln klar gegen das übrige Cytoplasma abgrenzt. An diese Randzone, die sich im Gegensatz zu den Membransystemen durch eine zunehmende Zahl regellos verstreuter, einzelner Ribosomen auszeichnet, schließt sich eine schmale glykogenhaltige, bis zum Plasmalemm reichende Region, in der sich in dichter Packung Mitochondrien, Lipoidtropfen, Lysosomen und zahlreiche Polyribosomen finden (Abb. 7-9d). In der Randzone beobachtet man in zentraler Richtung fortschreitend erst eine Abnahme der Glykogenpartikel, der Polyribosomen und schließlich der einzelnen Ribosomen (Abb. 8). An der Peripherie der Komplexe erweitern sich einzelne Profile zu größeren vacuoligen Strukturen, die lichtoptisch als helle Stellen in den dunklen Granula erscheinen (Abb. 2a, b). Ob diese dilatierten Zisternen lokale, artifizielle Veränderungen des Membrangefüges darstellen oder möglicherweise sekretorische Prozesse widerspiegeln, wie dies Thomsen u. Thomsen (1970) auf Grund ähnlicher Erscheinungen in aktiven Zellen des Corpus allatum bei Insekten angenommen haben, kann an elektronenoptischen Bildern nicht entschieden werden.

Neben solchen kompakten Komplexen mit hohem hexagonalen Ordnungsprinzip kommen in vielen Zellen Übergangsformen vor, die als Genesestadien solcher Aggregate zwar eine dichte, aber weniger differenzierte Organisation der tubulären Strukturelemente aufweisen. Häufig liegen in diesen kleineren Komplexen, die lichtoptisch auch etwas heller erscheinen (Abb. 2b), noch Glykogenpartikel und Polyribosomen zwischen den Kanälchen. Am Rand strahlen oft in verschiedenen Verlaufsrichtungen zahlreiche Tubuliaggregate des 1. Typs ein (Abb. 7), so daß man sich den Genesemodus dieser Komplexe mit einem Einwandern hexagonal dicht gepackter Tubulibündel in das bestehende Netzwerk anastomosierender Profile vorstellen könnte, die dann durch Membranverbindungen Systeme mit hohem Ordnungsgrad und solche mit kristalloider Gitterstruktur bilden. Eine wesentliche Rolle bei der Ausrichtung der einzelnen Bündel scheinen Mikrotubuli zu spielen (Abb. 5).

Das granuläre ER ist in diesen peripheren Reticulariszellen in tubulärer Form ausgebildet. Der helle Nucleus weist eine runde Form ohne Kernmembraneinfaltungen auf, auffällig ist ein relativ großer Nucleolus (Abb. 2a).

Abb. 9a—d. Verschiedene Schnittbilder durch kristalloide Komplexe. a, b und d Ausschnitt aus dem Zentrum. Elektronenmikr. Vergr. 16000:1, Abbildung 56000:1. d Ausschnitt aus der Peripherie. Polyribosomen (*r*), Mitochondrien (*m*). Elektronenmikr. Vergr. 30000:1, Abbildung 84000:1

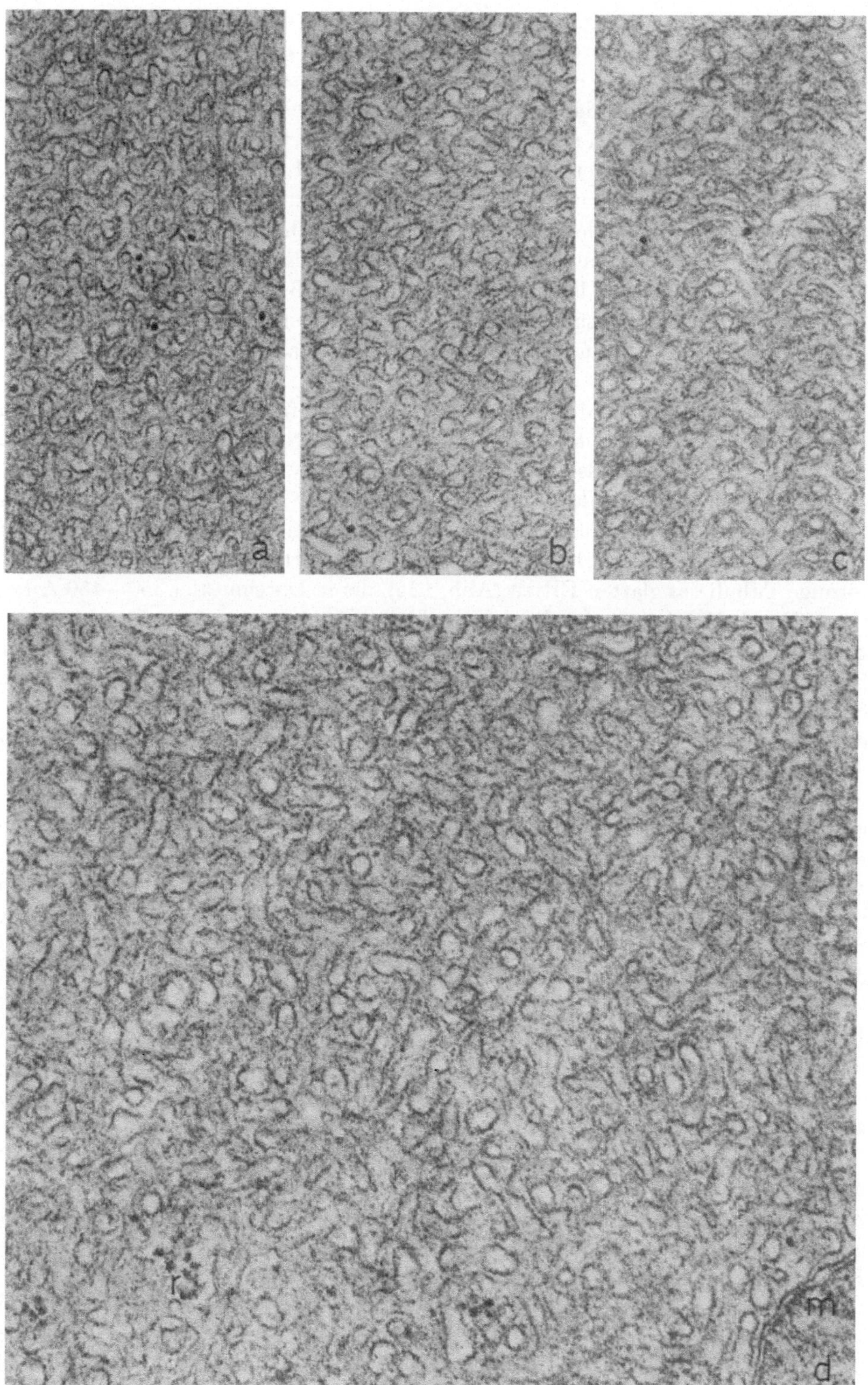

Abb. 9a—d

Die Einschlüsse der sog. dunklen Zellen, die in marknahen Rindenabschnitten als große fädig strukturierte Schollen in Erscheinung treten (Abb. 1a—d), stellen elektronenoptisch Aggregate modifizierter und unterschiedlich differenzierter Profile des glatten ER dar. In Gestalt langgestreckter, doppelwandiger oder sternförmig tubulärer Elemente nehmen sie im Cytoplasma der Rindenzellen je nach deren Lage in der Reticularis kleinere und ausgedehntere Areale ein. Mit der Zunahme der Einzeltubuli in Zahl und Länge ist ihre Ausrichtung in Bündel und große Komplexe und ihre Ordnung in hexagonal dichter Packung verbunden, ohne daß sie in den verschiedenen Reticularisabschnitten strukturelle Veränderungen erkennen lassen. Unter dem Einfluß verschiedener Fixierungstechniken und Fixierungsmittel zeigen sich in ihrem Aufbau nur geringfügige Abwandlungen. Sie weisen sich damit als relativ stabile Struktureinheiten des glatten ER aus.

Sternförmige Tubuli, die dem *vierten Typ* modifizierter Profile des glatten ER entsprechen, beobachtet man erstmals in relativ undifferenzierten Zellen des peripheren Reticularisbereiches. Sie liegen in einem gering entwickelten, weiten Maschenwerk des glatten ER in unmittelbarer Nähe von Membranstapeln des granulären ER. Ihr Aufbau ist komplex. Um einen zentralen Tubulus von 130—150 Å lichter Weite lagern sich in schraubenartiger Anordnung schlauchförmige Tubuli des glatten ER an (Abb. 12c), deren Durchmesser 350—450 Å beträgt. Durch Membranverbindungen der Tubuli untereinander und zum zentral gelegenen Zylinder entsteht im Querschnitt ein meist regelmäßig sechseckiger Stern (Abb. 12a u. b), dessen Lichtung und Ecken elektronenoptisch hell sind. Nach Stückfixierung mit Osmiumsäure treten die weniger elektronendichten Ecken nicht so deutlich hervor (Abb. 12b). An Längsschnitten erkennt man, daß sich die Profile des glatten ER unter Bildung V-förmiger Schenkel etagen- bzw. wendeltreppenartig zwischen zwei Zentralzylindern ordnen. Sie nehmen eine Ausrichtung ein, die Ähnlichkeit mit einem Fischgrätenmuster hat (Abb. 12c). Je nach Länge des zentralen Tubulus variiert nicht nur die Zahl der sich anlagernden Schläuche, sondern auch die Form des sternförmigen Elementes. Je kürzer, um so regelloser und gekrümmter erscheinen sie formiert, je länger, um so deutlicher zeichnet sich ihre parallele Ausrichtung und eine Organisation in hexagonal dichter Packung ab (Abb. 10—12a). Auf Grund des Ordnungsgrades läßt sich in einer Zelle und in einem größeren Komplex eine gewisse Bündelung aufzeigen. Im Vergleich zu den doppelwandigen Tubuli sind die Verbindungen mit dem umgebenden Netzwerk viel enger.

Markwärts bilden diese sternförmigen Tubuli, deren Durchmesser zwischen 400 und 500 Å variiert und deren Länge bis zu 3 μ betragen kann, unter Verdrängung der Organellen und Zelleinschlüsse große, lockere Komplexe (Abb. 13), die an der Mark-Rindengrenze das gesamte Cytoplasma einnehmen (Abb. 10, 11). Zwischen den Komplexen dehnt sich das tubulär anastomosierende Geflecht des glatten ER aus, in dem sich noch vereinzelt Mitochondrien, jedoch zahlreiche Ribosomen und Lysosomen finden.

In einigen Zellen, in denen die Polarisierung der Zellorganellen noch nicht so weit fortgeschritten ist (Abb. 13), beobachtet man manchmal an der Peripherie der unterschiedlich großen Aggregate sternförmiger Elemente besondere hexagonal geordnete Tubuliformationen (Abb. 13a, b), die auch nach Stückfixierung mit

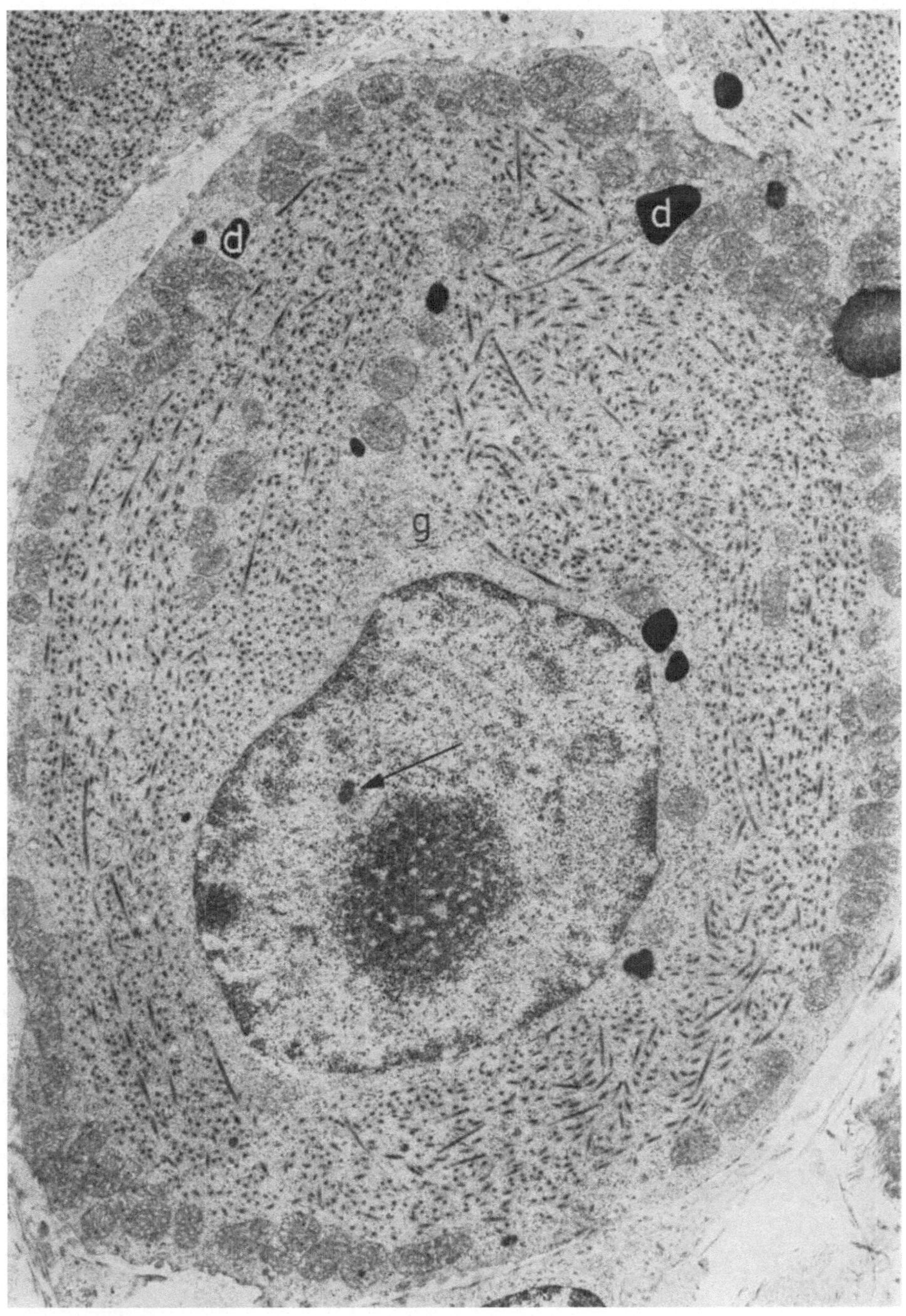

Abb. 10. Sog. dunkle Zelle aus der juxtamedullären Region der Nebennierenrinde (Typ IV). Beachte die bevorzugt periphere Lokalisation der Mitochondrien. Golgiregion (*g*), Lysosomen, Kernkristalle (↑). Elektronenmikr. Vergr. 4000:1, Abbildung 10000:1

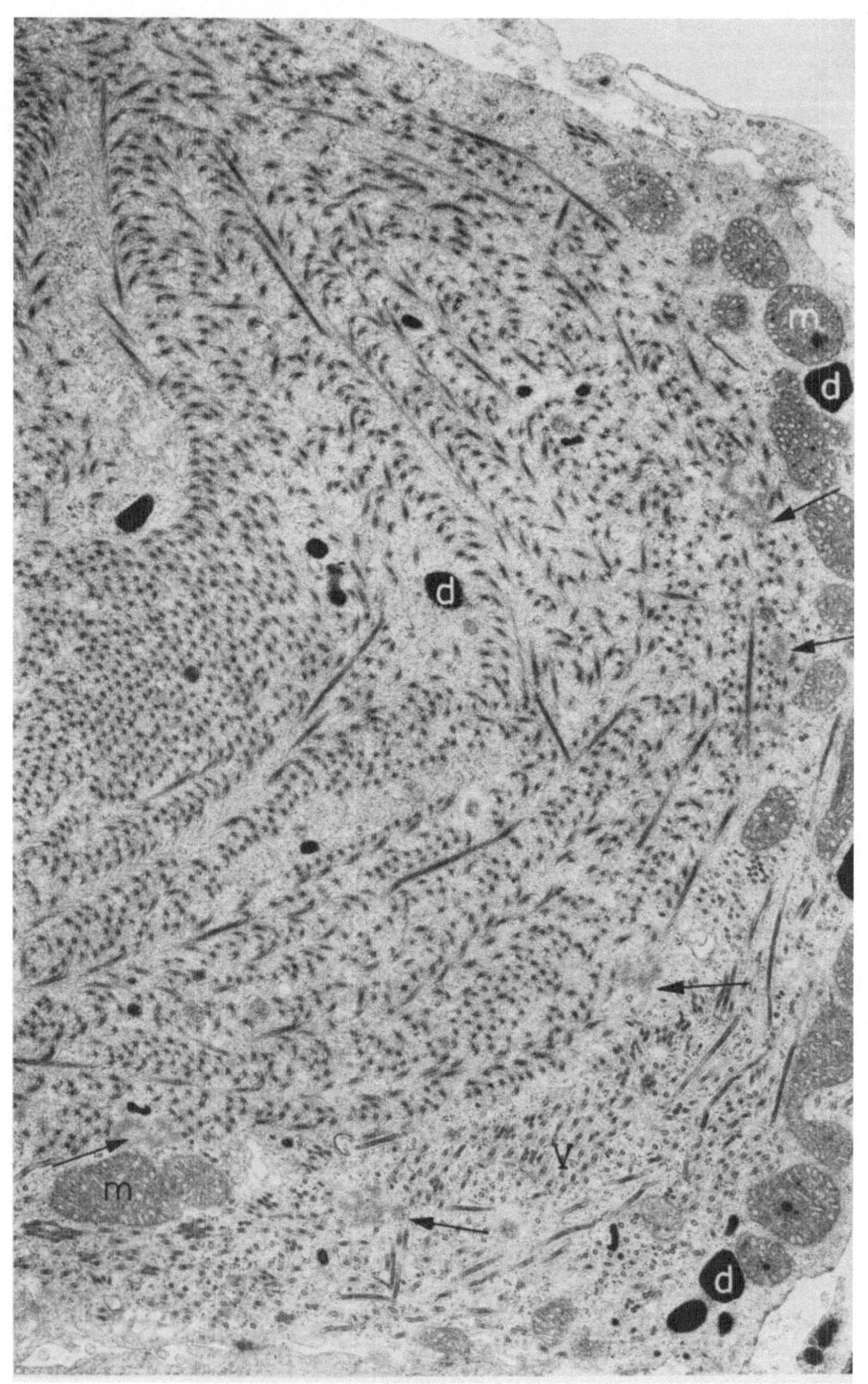

Abb. 11

Osmiumsäure die gleiche Struktur aufweisen (Abb. 13b). Diese relativ kleinen Areale werden als Vorstufen bzw. Genesestadien der sternförmigen Tubuli gedeutet.

Unter der Zelloberfläche kommen in randständiger Verteilung um die Komplexe sternförmiger Profile häufig doppelwandige, tubuläre Strukturen vor (Abb. 11, 13), bei denen es sich um den *fünften Typ* modifizierter Elemente des glatten ER handelt. Diese doppelwandigen Strukturen haben einen Gesamtdurchmesser von ca. 800—1 000 Å, der zur Peripherie der Zelle noch etwas größer wird. Sie setzen sich aus zwei langgestreckten Zylindern zusammen, einem dünnwandigen äußeren und einem dickwandigen inneren. Die Wandstärke des äußeren, dreischichtigen Zylinders beträgt ca. 60—70 Å und ist etwa so dick wie die äußere Mitochondrienmembran (Abb. 17a). Der Mantel des inneren, siebenschichtigen Zylinders weist eine Dicke von ca. 160—200 Å auf. Sein Durchmesser von 450—550 Å gleicht dem der ungeordneten schlauchförmigen Tubuli des umgebenden glatten ER und dem der sternförmigen Elemente. Die lichte Weite des inneren Zylinders liegt zwischen 130 und 200 Å. Gelegentlich befindet sich im Zentrum eine noch 50 Å dicke Struktur (Abb. 17a). Bei Stückfixierung mit Osmiumsäure zeigt der äußere Zylinder eine bemerkenswerte Erweiterung.

Die doppelwandigen Tubuli lagern sich der Oberfläche der Mitochondrien, der Lipoidvacuolen und der Kernmembran oft sehr eng an. Der Abstand zu diesen Strukturen ist dann gleich dem, den die Tubuli untereinander im hexagonal dichtgepackten Verband einnehmen (Abb. 16a, b, 17a). Der Übergang der beiden Zylinder in Profile des glatten ER läßt sich regelmäßig in der Nähe des Plasmalemms aufzeigen. Solche Übergänge beobachtet man aber auch im Perikaryon. Der innere Zylinder geht in ein erweitertes Kanälchen über, während sich der äußere unter spitzem Winkel in mehrere Tubuli aufteilen kann. Der dickwandige Mantel des inneren Zylinders entsteht somit durch die Zusammenlagerung zweier Tubuli (Abb. 17b). Oft kommen auch Verbindungen zweier doppelwandiger Profile unter einem bestimmten Winkel vor, die Membranen des äußeren Zylinders eines gerade ausgerichteten Elementes gehen in die des inneren Zylinders des anderen, einen Winkel bildenden Tubulus über (Abb. 15b). Häufig beobachtet man auch abgeknickte Tubuli, die Verlaufsrichtung eines ganzen Bündels kann auf diese Weise geändert sein. Manchmal kommen auch Unterbrechungen des äußeren Zylinders vor, an solchen Bruchstellen ist der innere Zylinder etwas erweitert (Abb. 16c).

Ähnlich wie beim 4. Typ ist eine Ordnung der doppelwandigen Strukturen in Bündel zu erkennen, die von einem Netzwerk gewundener, ungerichteter Kanälchen des glatten ER umgeben werden. Solche polymorphen, in verschiedenen Ebenen verlaufenden Bündel setzen sich aus wenigen bis zu über 100

Abb. 11. Bündel sternförmiger Tubuli nehmen fast das gesamte Cytoplasma ein. Beachte die periphere Verteilung der doppelwandigen Strukturen (Typ V). Mitochondrien (*m*), Lysosomen (*d*), Bildungsorte sternförmiger Profile (↑). Elektronenmikr. Vergr. 6000:1, Abbildung 14500:1

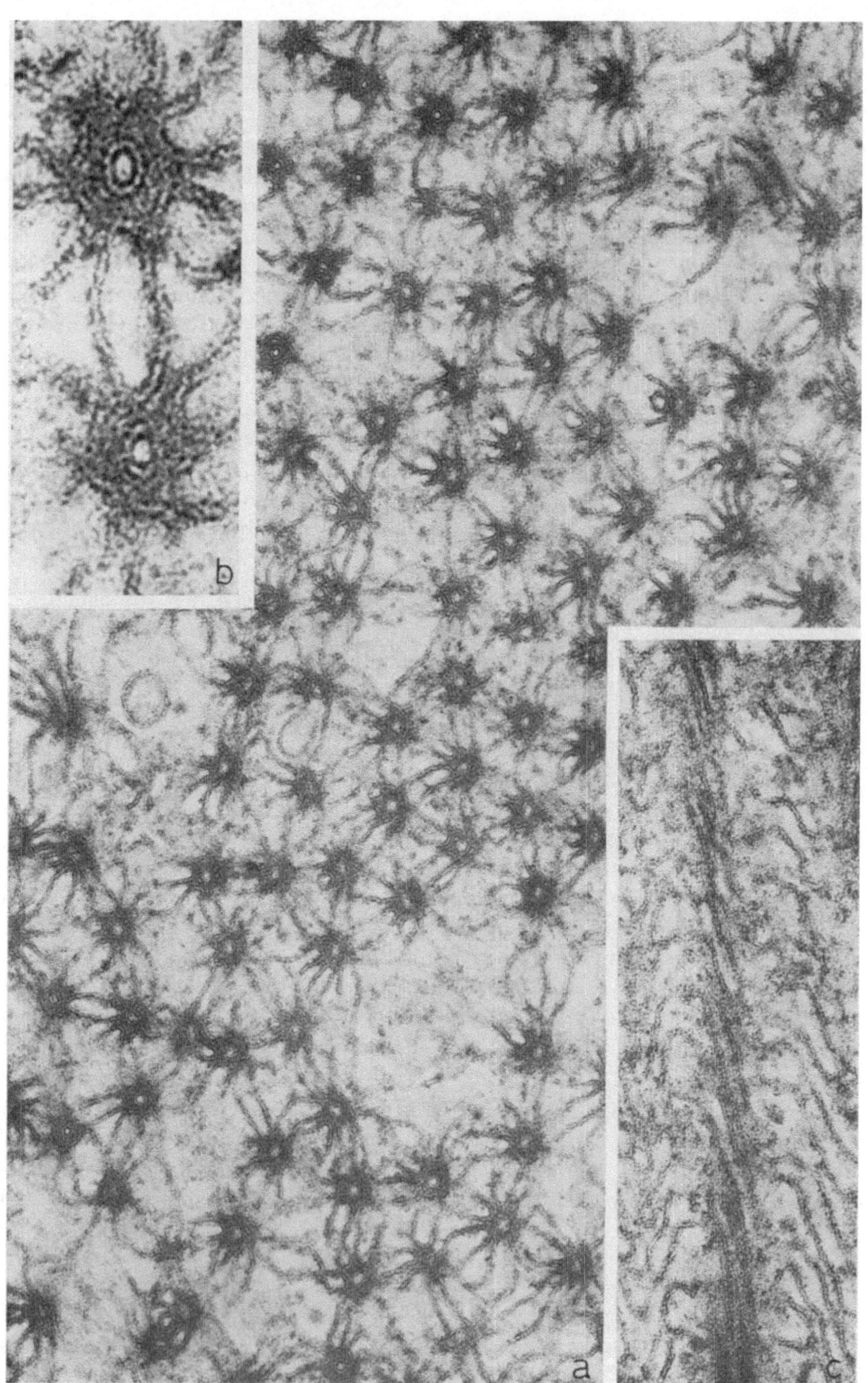

Abb. 12a—c

doppelwandigen, oft hexagonal oder quadratisch dicht gepackten Elementen zusammen (Abb. 14, 16b, 17). In Zellanschnitten können die Tubuli eines Bündels quer, die eines anderen schräg und solche eines weiteren längs getroffen sein (Abb. 14, 16b). Kapselwärts nehmen die Komplexe doppelwandiger Tubuli nicht nur an Zahl und Länge in den Rindenzellen ab, sondern sie lassen sich auch nicht mehr deutlich gegeneinander abgrenzen. Die hexagonal dichte Packung der Tubuli geht in eine lockere, ungerichtete Anordnung über. Das umgebende stärker entwickelte Netzwerk anastomosierender Schläuche strahlt zwischen die Bündel und in diese ein und teilt sie in kleinere Stränge auf. Diese setzen sich dann nur noch aus 5—8 Elementen zusammen (Abb. 16a). Schließlich ist eine Organisation in Stränge und Bündel nicht mehr zu erkennen, die doppelwandigen Zylinder treten nur noch im Perikaryon regellos verstreut auf, in enger räumlicher Beziehung zu Zisternen des granulären ER und zum Golgiapparat (Abb. 22a).

Die kapselwärts nachzuweisende Auflockerung der Bündel ist umgekehrt auch in zentraler Richtung zu beobachten, bei solchen Individuen, die sich durch eine breite zonale Verteilung der dunklen Zellelemente in der Reticularis auszeichnen. In den stark geschrumpften, juxtamedullär gelegenen Zellen, deren Kerne wellige Kontur besitzen, liegen die doppelwandigen Tubuli in geringer Zahl und ohne spezifische Ordnung (Abb. 18a) gleichmäßig im gesamten Cytoplasma verteilt. Auffallend sind die zahlreichen leeren Vesikel, die größenmäßig dem äußeren Tubulus der doppelwandigen Elemente entsprechen, und die weitlumigen bis zu 800 mμ großen Vacuolen, die in einer feinfädigen Matrix bis zu 30 dickwandige, innere Zylinder enthalten (Abb. 18b). Meist findet man 2—5 solcher dickwandiger Tubuli in einer 200—300 Å großen Vacuole, deren Membranbegrenzung aus der Verschmelzung mehrerer äußerer Zylinder resultiert.

Faßt man die morphologische Entwicklungsreihe der sog. dunklen Zellelemente bei allen untersuchten Individuen zusammen, so bilden sich in fasciculatanahen Reticulariszellen unter Transformation des reich entwickelten glatten ER doppelwandige Tubulibündel aus, die bei zahlenmäßiger Zunahme eine Ordnung der Einzelelemente in hexagonal dichter Packung aufweisen und unter Verdrängung der Organellen an die Zellperipherie das gesamte Cytoplasma der in ihrer Größe nicht von normalen Fasciculatazellen abweichenden Reticulariszellen einnehmen. In marknahen Rindenabschnitten kommt es bei einigen Individuen zur fortschreitenden Aufhebung der Polarisierung der Zellorganellen, einer Auflockerung der Komplexe und einer bemerkenswerten Abnahme der doppelwandigen Strukturen. Parallel mit diesen Veränderungen geht die Schrumpfung der Zelle und des Zellkerns einher, in den Mitochondrien die Verdichtung der Matrix und die Einlagerung homogener, lipoidähnlicher Einschlüsse (vgl. Abb. 14 und 18).

Abb. 12a—c. Hexagonal dicht gepackte, sternförmige Tubuli (Typ IV) im Quer- (a, b) und im Längsschnitt (c). Beachte die schraubige Anordnung der sich an den zentralen Tubulus anlagernden Schläuche des glatten ER in Abb. 1c. Stückfixierung in 4%iger OsO_4-Lösung und Vorkontrastierung mit 0,5%iger Uranylacetatlösung. a Elektronenmikr. Vergr. 30000:1, Abbildung 120000:1. b Elektronenmikr. Vergr. 50000:1, Abbildung 415000:1. c Elektronenmikr. Vergr. 40000:1, Abbildung 138000:1

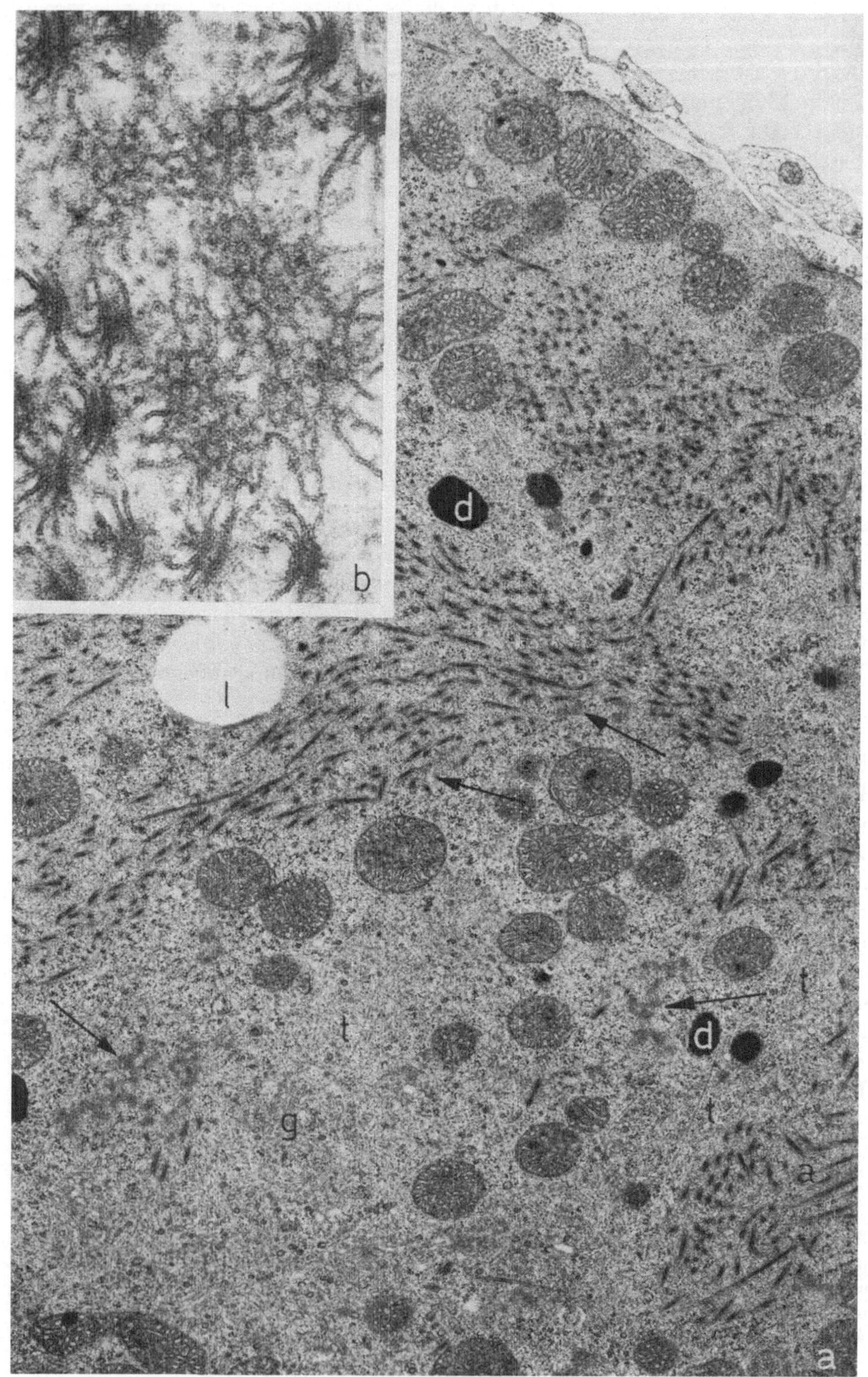

Abb. 13a u. b

Granuläres ER und Ribosomen

Mit Ribosomen besetzte Zisternen finden sich in tubulärer Form bevorzugt im Perikaryon, in der Nähe des Golgiapparates und stets an der Peripherie hochorganisierter Komplexe des glatten ER. In Gestalt von plattenartigen Profilen umgeben sie vornehmlich Mitochondrien (Abb. 22a, b, 25a). In Stapel angeordnete Zisternen kommen häufig in fasciculatanahen Rindenzellen vor, deren agranuläres ER relativ gering entwickelt ist, bzw. in denen kleinere Tubuliaggregate (Typ I, Abb. 19), sternförmige Elemente (Typ IV) und doppelwandige Strukturen (Typ V) in geringer Zahl in der Nähe des Golgifeldes in Erscheinung treten. Einen Übergang der mit Ribosomen besetzten Platten in tubuläre Elemente bzw. in Profile des glatten ER beobachtet man besonders in solchen Zellregionen, in denen eine Differenzierung des glatten ER mit der Neubildung von Membranen einhergeht (Abb. 4, 19). Diese granulären Plattenstapel, die lichtoptisch als basophile Körper in der Nebennierenrinde auffallen, sollen spezifisches Merkmal der Primatennebenniere sein (Long u. Jones, 1967a; Fawcett et al., 1969), da man sie bis jetzt in dieser bemerkenswerten Entfaltung nur in der menschlichen Nebennierenrinde (Hatakeyama, 1966; Long u. Jones, 1967a; Luse, 1962, 1967; Johannisson, 1968) und in der des Rhesusaffen (Brenner, 1966) nachweisen konnte. Wickel als Konfigurationsvarianten des mit Ribosomen besetzten ER, die Nickerson u. Curtis (1969) und Nickerson (1970) bei der Mongolischen Rennmaus in Reticulariszellen an der Grenze zur Fasciculata beobachtet haben, kommen beim Nutria nicht vor.

Ribosomen liegen teils einzeln, teils in Rosetten oder Spiralen geordnet im Grundcytoplasma. Ihre Zahl und Lokalisation ist weitgehend vom Entwicklungsgrad des glatten ER abhängig. In den sog. dunklen Zellen sind Polyribosomen zwischen den Bündeln und Komplexen sternförmiger und doppelwandiger Profile sehr zahlreich (Abb. 10, 11, 13a, 15, 16, 18), einzelne Ribosomen liegen häufiger zwischen den doppelwandigen Membranzylindern, während sie in Rindenzellen, in denen das glatte ER Komplexe des I., II. und III. Typs bildet, nur peripher um diese Areale und im Perikaryon auffallen (Abb. 3, 6—8).

Golgiapparat

Der Golgikomplex liegt meist in unmittelbarer Nähe des Kerns in Form parallel ausgerichteter Membranstapel, die sich aus 4—6 flachen, eng gepackten Platten mit leicht dilatierten Enden zusammensetzen (Abb. 3, 5, 13, 24). Zwei oder drei solch unterschiedlich langer Membranbündel umgeben nicht selten halbmondförmig den Kern, man beobachtet sie aber auch direkt unter dem Plasmalemm. Es liegt in den Rindenzellen keine bestimmte Lokalisation vor, auch dann

Abb. 13. a Sog. dunkle Zelle mit nur vereinzelt auftretenden Strängen sternförmiger Profile. An der Peripherie solcher kleiner Aggregate treten spezifische Tubuliformationen auf (↑). Elektronenmikr. Vergr. 4000:1, Abbildung 13000:1. b Hexagonale Anordnung der Schläuche in solchen Tubuliformationen. Präparation wie bei Abb. 12. Golgiapparat (*g*), Lipoidvacuole (*l*), Lysosomen (*d*), Mikrotubuli (*t*). Elektronenmikr. Vergr. 30000:1, Abbildung 120000:1

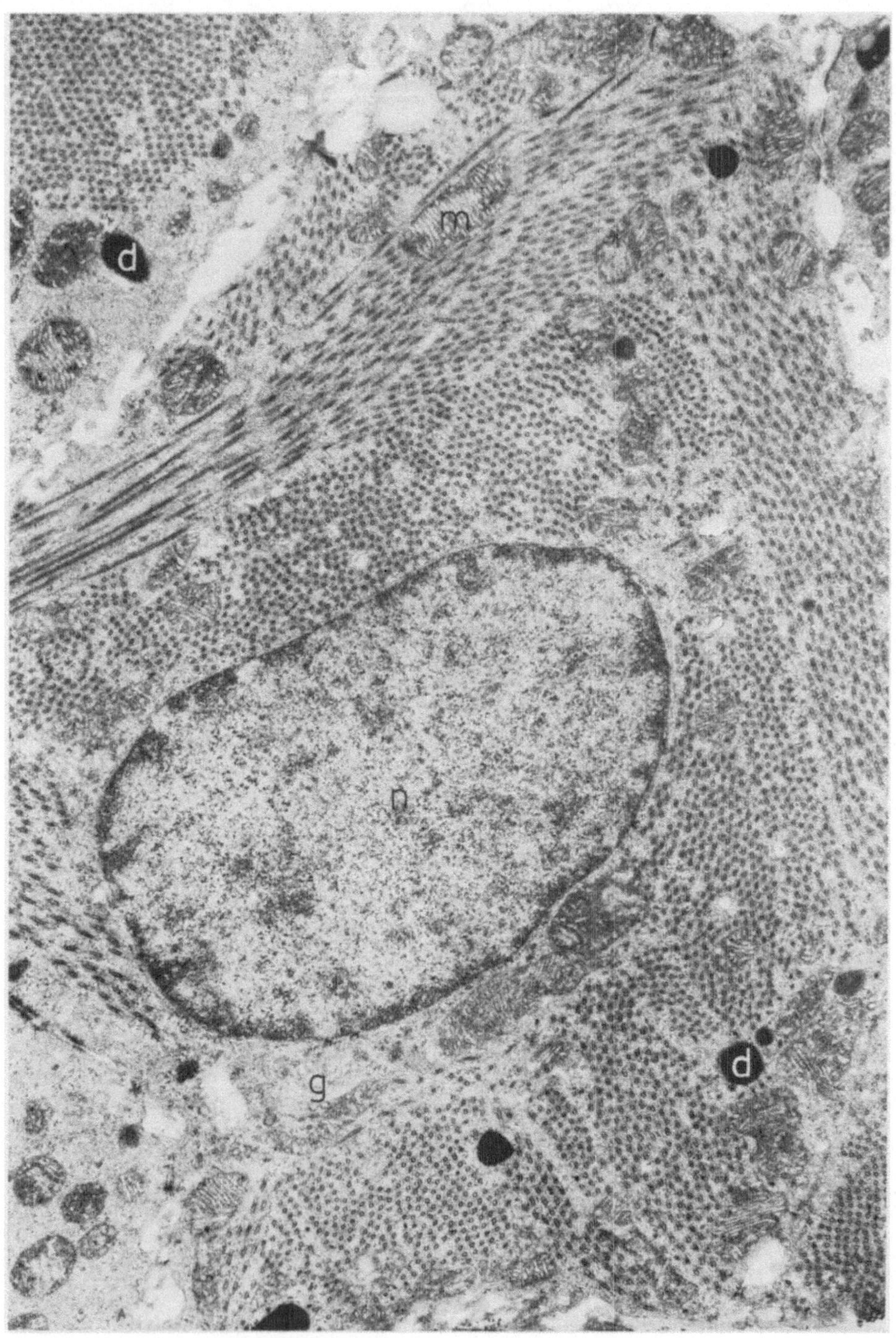

Abb. 14. Sog. dunkle Zelle aus der juxtamedullären Rindenregion. Die Komplexe setzen sich aus doppelwandigen, tubulären Elementen zusammen (Typ V). Nucleus (*n*), Mitochondrien (*m*), Golgifeld (*g*), Lysosomen (*d*), Elektronenmikr. Vergr. 4800:1, Abbildung 13250:1

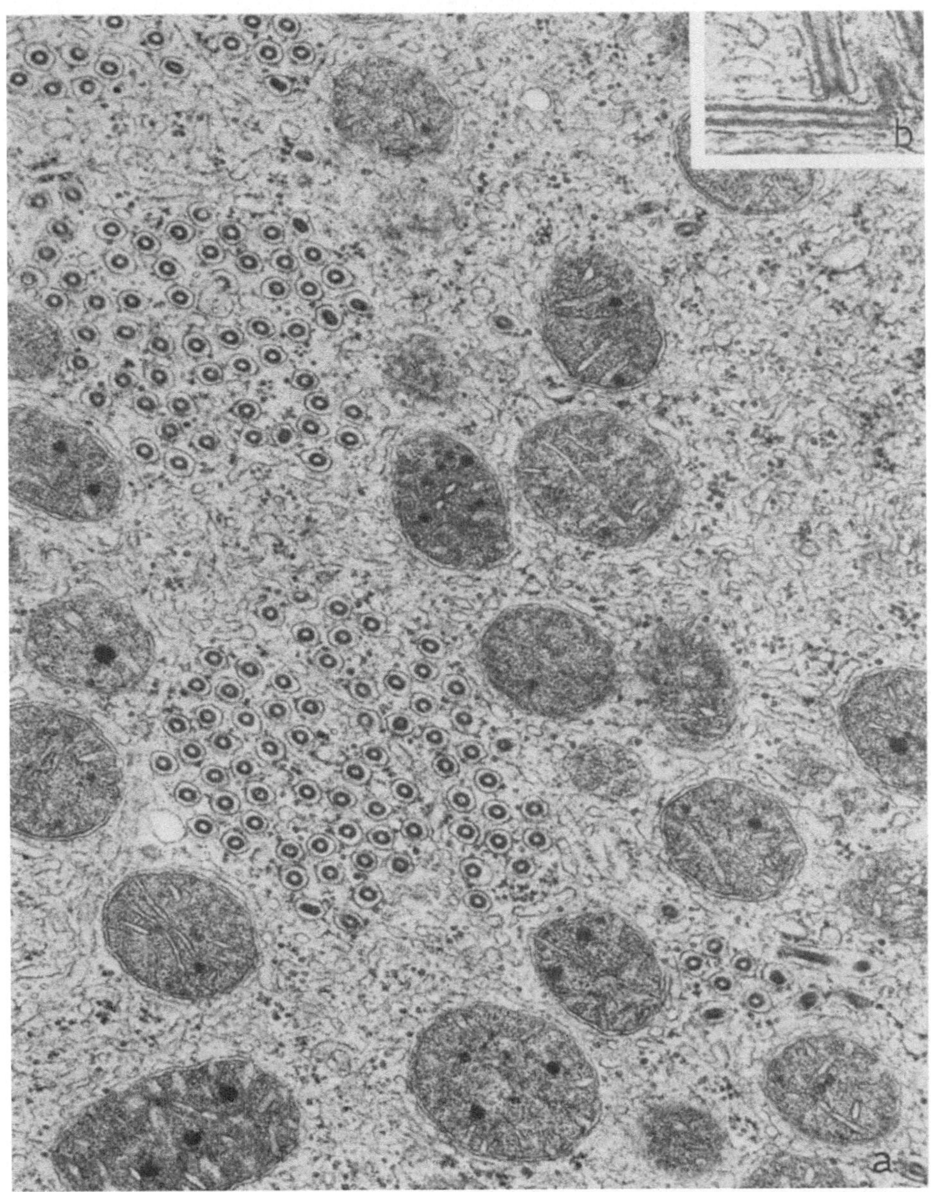

Abb. 15. a Kleinere Aggregate doppelwandiger Strukturelemente liegen zwischen Mitochondrien im tubulär verzweigten Maschenwerk des glatten ER. Ausschnitt aus einer fasciculatanahen Reticulariszelle. Elektronenmikr. Vergr. 8000:1, Abbildung 31000:1. b Kommunizierende doppelwandige Tubuli. Elektronenmikr. Vergr. 10000:1, Abbildung 48000:1

nicht, wenn durch die Genese größerer Membranaggregate eine Polarisierung der übrigen Zellorganellen und -einschlüsse resultiert. Den leicht gekrümmten Golgilamellen sind stets zahlreiche Vesikel und Stachelsaumbläschen zugeordnet, deren

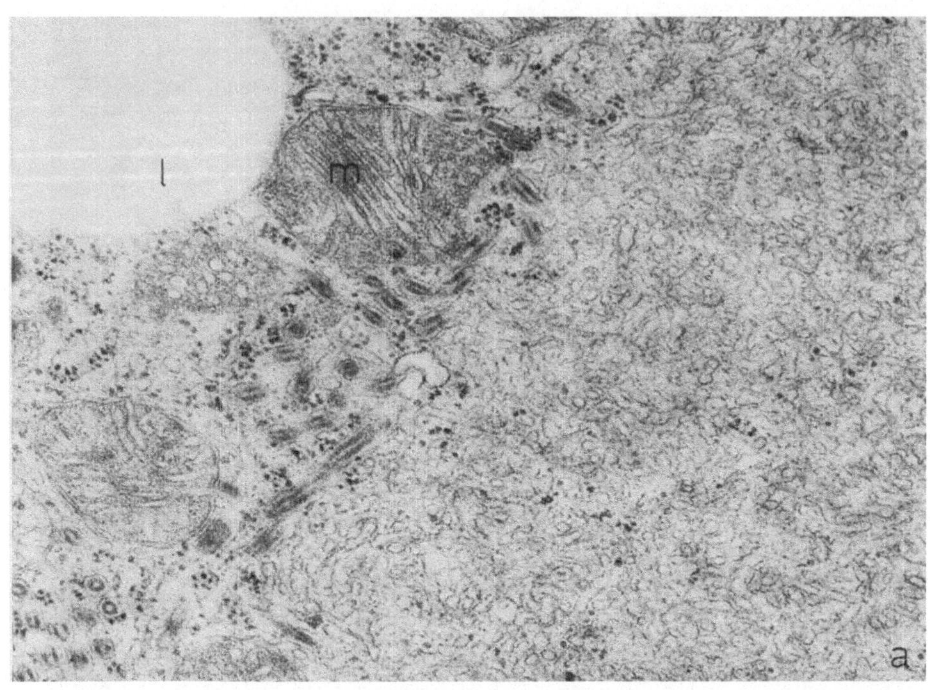

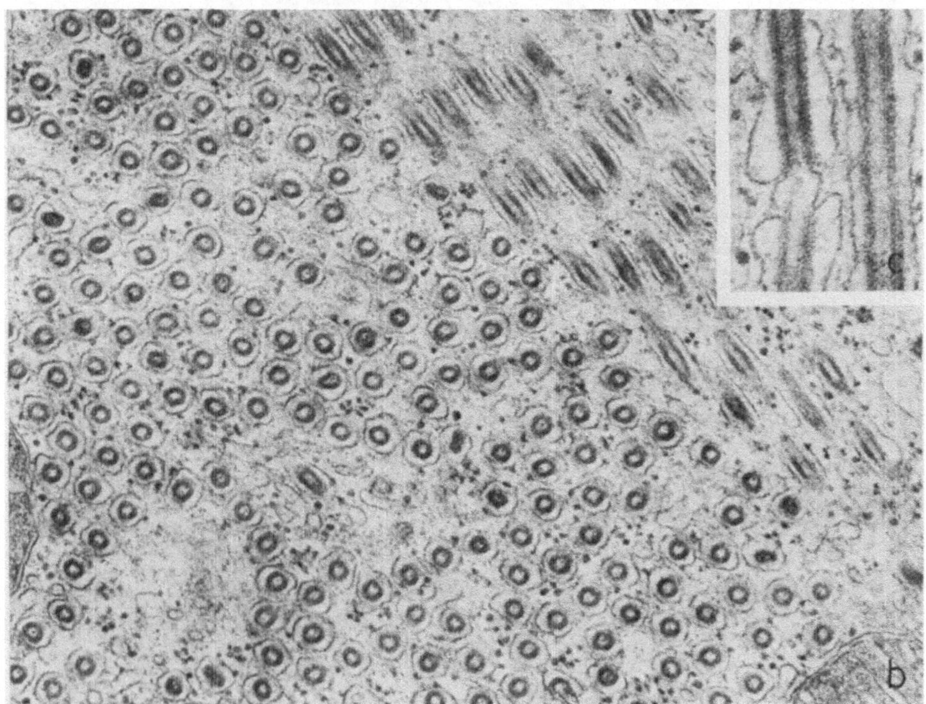

Abb. 16. a Randständige Verteilung der doppelwandigen Tubuli um Komplexe tubulär verzweigter und ungeordneter Profile des glatten ER. Mitochondrien (*m*), Lipoid (*l*). Elektronenmikr. Vergr. 6000:1, Abbildung 30500:1. b Bündel dicht gepackter, doppelwandiger Tubuli mit unterschiedlicher Verlaufsrichtung. Elektronenmikr. Vergr. 10000:1, Abbildung 39500:1. c Segmentation der Tubuli durch Unterbrechung der äußeren Membranhülle. Elektronenmikr. Vergr. 10000:1, Abbildung 67500:1

Durchmesser 400—900 Å beträgt. Besonders letztere treten außerordentlich vermehrt sowohl im Golgifeld, als auch an der Zellperipherie in solchen Reticulariszellen auf, deren Cytoplasma durch die Entfaltung größerer Komplexe des glatten ER (Typ III und IV) differenziert ist. Gelegentlich kommen in der Golgiregion multivesiculäre Körper und je nach Schnittebene Centriolen vor. Mikrotubuli in unterschiedlichsten Verlaufsrichtungen fallen regelmäßig auf.

Lysosomale Strukturen

Für die Zellen der inneren Rindenschichten ist die besonders große Zahl der elektronendichten Granula charakteristisch, die in Semidünnschnitten durch ihre intensive Färbbarkeit deutlich hervortreten. Diese von einer Membran begrenzten, unterschiedlich großen, meist homogenen Granula, die bevorzugt im Golgifeld und an der Zelloberfläche in kleinen Gruppen auftreten, gleichen in Lokalisation, Form und Größe den als Lysosomen bezeichneten Strukturen, in denen in der Nebennierenrinde von Ratte und Meerschweinchen saure Phosphatase nachgewiesen werden konnte. Neben diesen runden oder ovalen Granula, deren Durchmesser zwischen 0,2 und 1 μ schwankt (Abb. 24), fallen in einigen Zellen nahe der Fasciculata-Reticularisgrenze im Golgifeld rechteckige, elektronenoptisch leere Elemente mit abgerundeten Enden auf, die von einer feingranulären, osmiophilen Hülle von meist 300 Å Dicke umgeben werden (Abb. 19, 24). Dieser Randsaum, der saure Phosphatase enthält, verbreitert sich an manchen Stellen und weist eine feine Streifung auf, die parallel zur Längsachse der kristallähnlichen Partikel verläuft. Die Länge dieser lanzettförmigen Strukturen variiert von 0,5—2 μ und ihre Breite zwischen 0,1—0,3 μ.

Lipoid und Pigmentgranula

Außer den Lysosomen zeichnen sich als weitere cytoplasmatische Einschlüsse Lipoidtropfen und Lipofuscingranula durch bemerkenswerte Variabilität in Zahl, Größe und Verteilung in den einzelnen Rindenzellen und verschiedenen Rindenabschnitten aus. In fast allen Zellen der inneren Rindenregion treten Lipoidgranula auf, allerdings in relativ geringer Zahl (Abb. 1c, 2a—c). Ihr Durchmesser schwankt zwischen 0,5 und 5 μ. Reticulariszellen mit hochdifferenzierten und ausgedehnten Komplexen des glatten ER (Typ II, III, IV und V) besitzen wenige, meist kleine, an die Peripherie verdrängte Liposomen, während fasciculatanahe Zellelemente, gekennzeichnet durch geringe Polarisierung der Organellen, größere Lipoidtropfen aufweisen. Diese, ein feingranuläres, homogenes Material geringer bis mittlerer Elektronendichte enthaltende Strukturen werden stets von einer dünnen, einschichtigen, bis zu 40 Å dicken Membran begrenzt und meist von mehreren Lagen tubulär anastomosierender oder plattenförmiger, gefensterter Profile des glatten ER umhüllt (Abb. 8, 16a, 25b). Selten beobachtet man Liposomen, die von einem stark osmiophilen Randsaum begrenzt werden (Abb. 19), der nach den Untersuchungen von Szabó (1968) saure Phosphatase enthält.

In einigen juxtamedullär gelegenen Reticulariszellen kommen vereinzelt polymorph gestaltete, von einer Membran begrenzte Lipofuscingranula vor, die neben stark osmiophilem Material Lipoid enthalten.

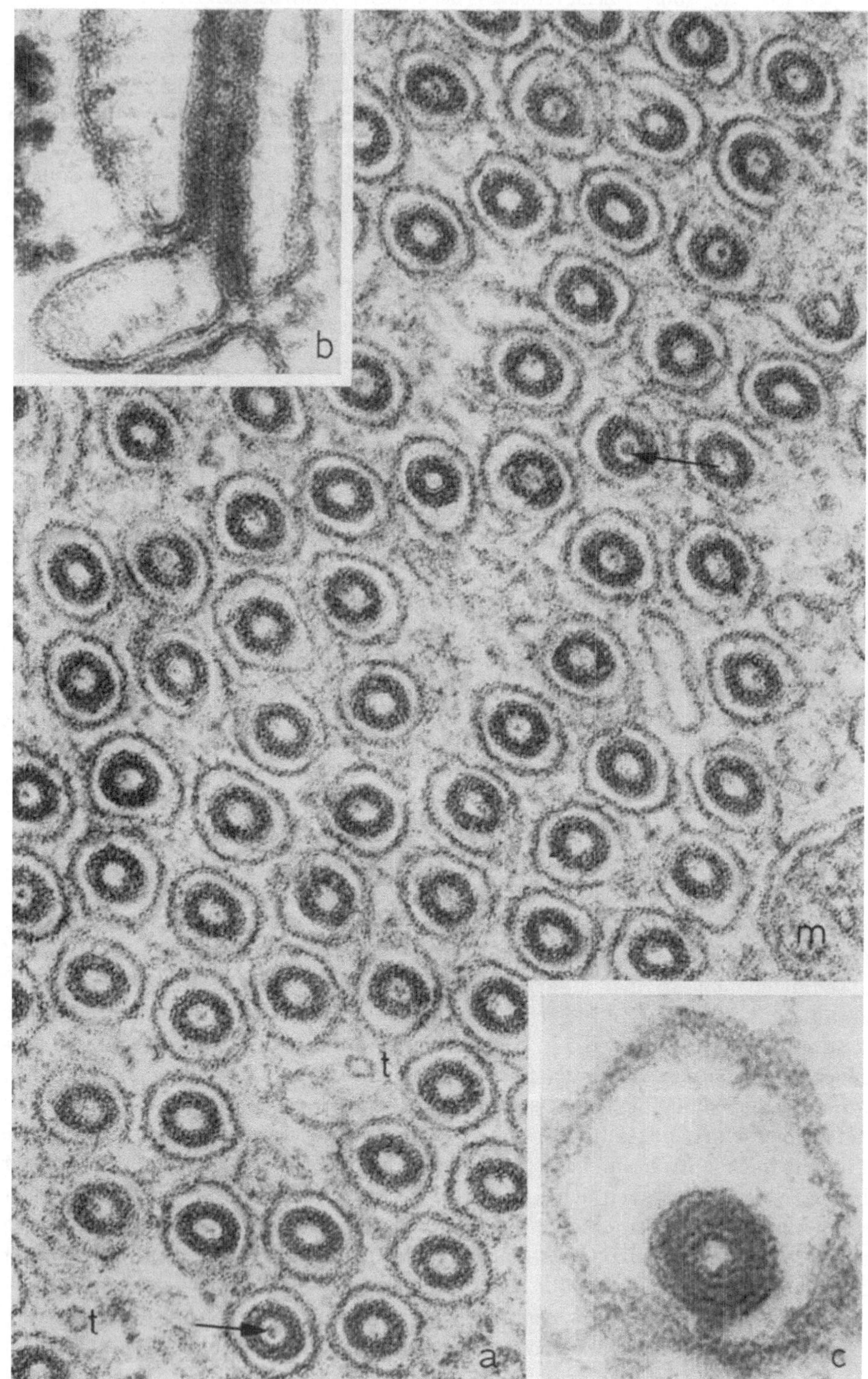

Abb. 17a—c

Mitochondrien

Mitochondrien finden sich in allen Reticulariszellen stets im Perikaryon regellos verstreut, während sie in den übrigen Zellarealen je nach Ausbildungs- und Organisationsgrad des glatten ER in ihrer Lokalisation bestimmten Gesetzmäßigkeiten unterliegen. Mit der Genese größerer Membrankomplexe kommt es zu einer Akkumulation von Mitochondrien in bestimmten Zellbezirken, vor allem in den Zwickeln zwischen den Aggregaten des glatten ER und unter dem Plasmalemm (Abb. 7, 10, 11, 13, 25a).

Die Variabilität der Mitochondrien in Form, Größe und Feinstruktur ist außerordentlich groß, sie differiert nicht nur von Zelle zu Zelle, sondern auch in einzelnen Zellagen. Mit der Bildung größerer Membrankomplexe gehen typische Veränderungen am Chondriom einher.

Die Mehrzahl der Mitochondrien ist im Anschnitt rund, ihr Durchmesser beträgt 0,3—0,8 μ. Neben solchen runden oder ovalen Formen kommen häufig lange, fadenartige Mitochondrien vor, die gerade, gewunden oder gegabelt in Erscheinung treten. Sie haben eine Länge von 4 μ und mehr, während ihr Durchmesser sehr einheitlich ist und nur zwischen 0,3 und 0,5 μ variiert. Lange, stabartige Mitochondrien ordnen sich nicht selten in Form dicht gepackter Stapel um Liposomen. *Schüssel- oder hantelförmige* Mitochondrien, die in mehreren Lagen übereinander Polyribosomen, Zisternen des granulären ER und gelegentlich Lipoidvacuolen einschließen (Abb. 22a), treten meist in solchen Reticulariszellen auf, in denen doppelwandige Tubuli in geringer Zahl und ungerichteter Anordnung sichtbar werden.

In vielen Rindenzellen, besonders in der fasciculatanahen Region, kommen langgestreckte, häufig auch Y-förmig gegabelte *Riesenmitochondrien* vor, die schon lichtoptisch in Gestalt von Kristallnadeln durch ihre bemerkenswerte Längenausdehnung auffallen (Abb. 2c). Durchschnittlich sind sie etwas länger als der Durchmesser der meisten Kerne, die Werte schwanken zwischen 10 und 15 μ, sie können aber auch Längen von 20 und 25 μ erreichen. Ihr Durchmesser variiert von 0,5—2 μ. Sie durchziehen das Cytoplasma in allen Richtungen, manchmal von Zellmembran zu Zellmembran. Riesenformen kennzeichnen solche Reticulariszellen, die durch besonderen Reichtum an kleinen runden oder ovalen Mitochondrien auffallen. Lipoidtropfen, Glykogenpartikel und Membrankomplexe aller Typen sind nicht regelmäßig vorhanden (Abb. 23a, b). Die Riesenmitochondrien zeigen spezifische Innenstrukturen, auf die später eingegangen wird.

Abb. 17. a Quadratisch und hexagonal dicht gepackte, doppelwandige Tubuli im Querschnitt. Beachte die dichte Substanz im Zentrum einiger Profile (↑). Mitochondrien (*m*), Mikrotubuli (*t*). Elektronenmikr. Vergr. 40000:1, Abbildung 170000:1. b Längsschnitt durch einen doppelwandigen Tubulus. Der innere Zylinder resultiert aus der Aneinanderlagerung zweier glatter Kanälchen. Präparation wie bei Abb. 12. Elektronenmikr. Vergr. 60000:1, Abbildung 180000:1. c Querschnitt durch einen doppelwandigen Zylinder. Deutlich ist der siebenschichtige Aufbau des inneren und die dreischichtige Membran des erweiterten äußeren Zylinders zu erkennen. Präparation wie bei Abb. 12. Elektronenmikr. Vergr. 120000:1, Abbildung 380000:1

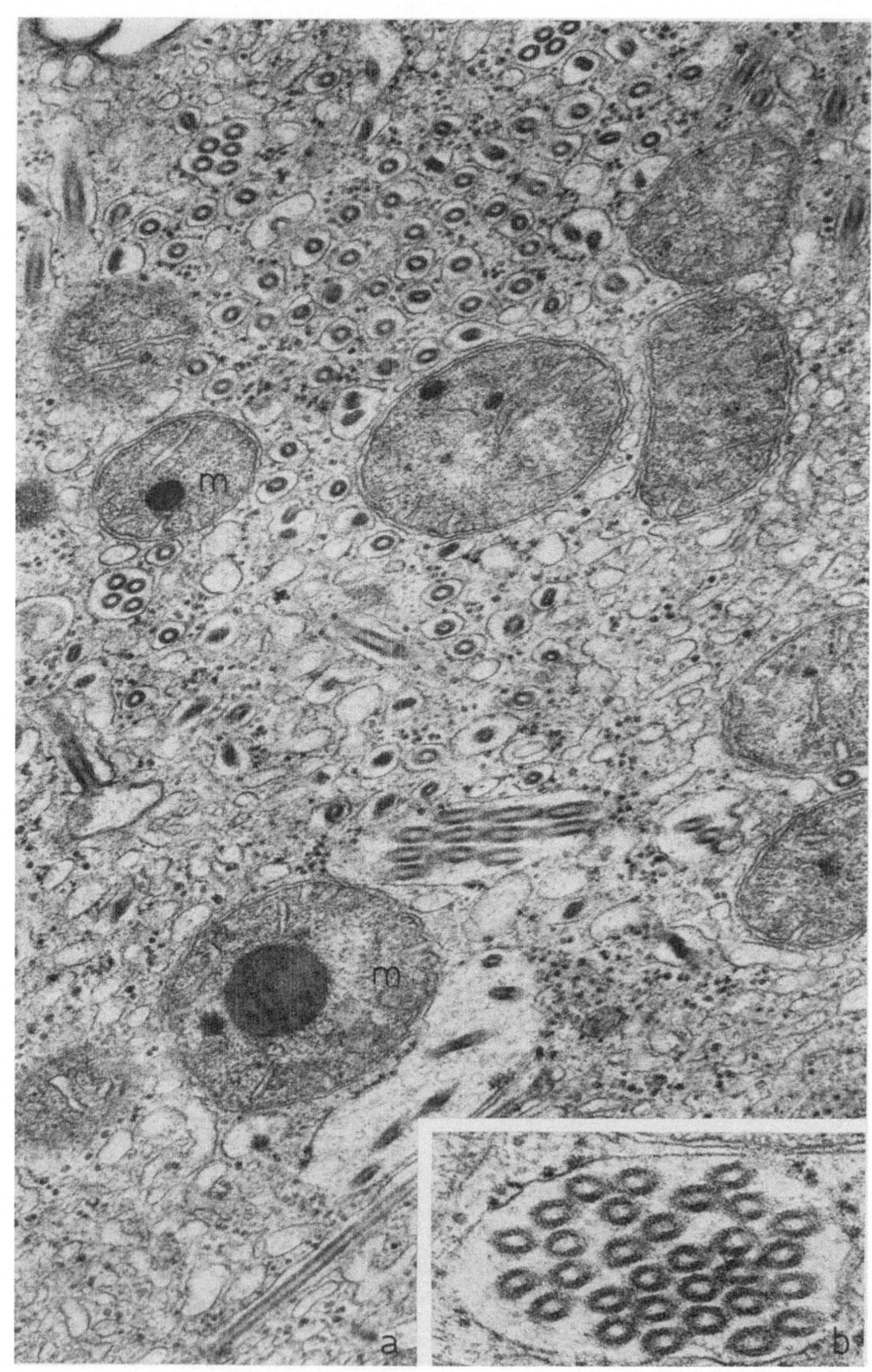

Abb. 18a u. b

Mitochondrien werden stets von mehreren Lagen tubulärer Elemente des glatten ER schalenartig umhüllt. Plattenförmige Zisternen des granulären ER lagern sich seltener den Mitochondrien an, ihr Abstand zur äußeren Hüllmembran ist wesentlich größer als der der Profile des agranulären ER (Abb. 22a, b; 25a).

Die Mannigfaltigkeit an Innenmembrankonfigurationen des Chondrioms einer Zelle oder verschiedener Rindenzellen ist ungewöhnlich groß. Auch das Verhältnis von Cristae zu Tubuli mitochondriales, die in der Nebennierenrinde des Nutria die beiden Haupttypen darstellen, oder von diesen Innenstrukturen zu Matrixraum und Einschlüssen, ist außerordentlich variabel. Bündel von 5—10 Cristae, die senkrecht zur Hüllmembran, schräg oder bogenförmig die gering ausgebildete Matrix durchziehen, alternieren häufig mit tubulären Elementen oder Matrixabschnitten, eine Anordnung, wie sie Sheridan u. Belt (1964) als spezifisch für die Nebennierenrinde des Meerschweinchens ansahen. Manchmal liegen Cristae und Tubuli parallel zur Hüllmembran, richten sich konzentrisch aus oder sind in der Matrix regellos verstreut. In den sog. dunklen Zellen in der juxtamedullären Region überwiegen in den Mitochondrien tubuläre Innenstrukturen.

Die Matrix enthält ein sehr dichtes, feinkörniges Material, in das Granula unterschiedlicher Größe, Dichte und Struktur eingelagert sind. Außer solchen granulären Einschlüssen beobachtet man in der Matrix und im intracristalen Raum, besonders in den größeren Mitochondrien und in Riesenformen, kristalline Elemente. Am häufigsten treten *feingranuläre, osmiophile Einschlüsse* auf, die in der Größe zwischen 200 und 1500 Å variieren. In fast allen Mitochondrienanschnitten beobachtet man 1—4 solcher kontrastreicher, kleiner Grana intramitochondralia (Abb. 4, 11, 15, 18, 19, 22a). In Riesenmitochondrien kommen große, osmiophile Granula in Vielzahl vor, die kettenartig aufgereiht zwischen kristallinen Filamentbündeln im membranfreien Matrixraum liegen (Abb. 23). Häufig besitzen sie im Zentrum ein helles Internum, das an die nicht klar gegen die Matrix abgegrenzte Peripherie auch exzentrisch verlagert sein kann. Außer diesen feingranulären, kontrastreichen Einschlüssen fallen besonders große, mehr oder weniger *homogene Granula* von geringerer Elektronendichte auf, die ebenfalls nicht von einer Membran umgeben werden (Abb. 18, 19, 22, 25). In ihrer Struktur und Form gleichen sie den im Cytoplasma gelegenen Lipoidvacuolen. 20—30 solcher homogener, 100—200 mμ dicker Einschlüsse oder 4—8 größere Granula, deren Durchmesser 550—700 mμ beträgt, können den gesamten Matrixraum einnehmen, in den dann nur noch wenige kurze, an die Peripherie verdrängte Tubuli und Cristae einstrahlen (Abb. 22b).

In einigen Mitochondrien beobachtet man *myelinartige Einschlüsse*, die aus konzentrischen, parallel ausgerichteten, osmiophilen Filamenten bestehen. Diese

Abb. 18. a Ausschnitt aus einer sog. dunklen Reticulariszelle, die sich lichtoptisch durch ein weitgehend homogenes Cytoplasma auszeichnet. Beachte die gleichmäßige Verteilung der doppelwandigen Elemente, die zahlreichen dilatierten Vesikel und die größeren Vacuolen, die mehrere dickwandige Tubuli enthalten. Mitochondrien mit elektronendichten, homogenen Einschlüssen (*m*). Elektronenmikr. Vergr. 10000:1, Abbildung 37000:1. b Erweiterte Vacuole mit zahlreichen dickwandigen Elementen. Elektronenmikr. Vergr. 10000:1, Abbildung 67500:1

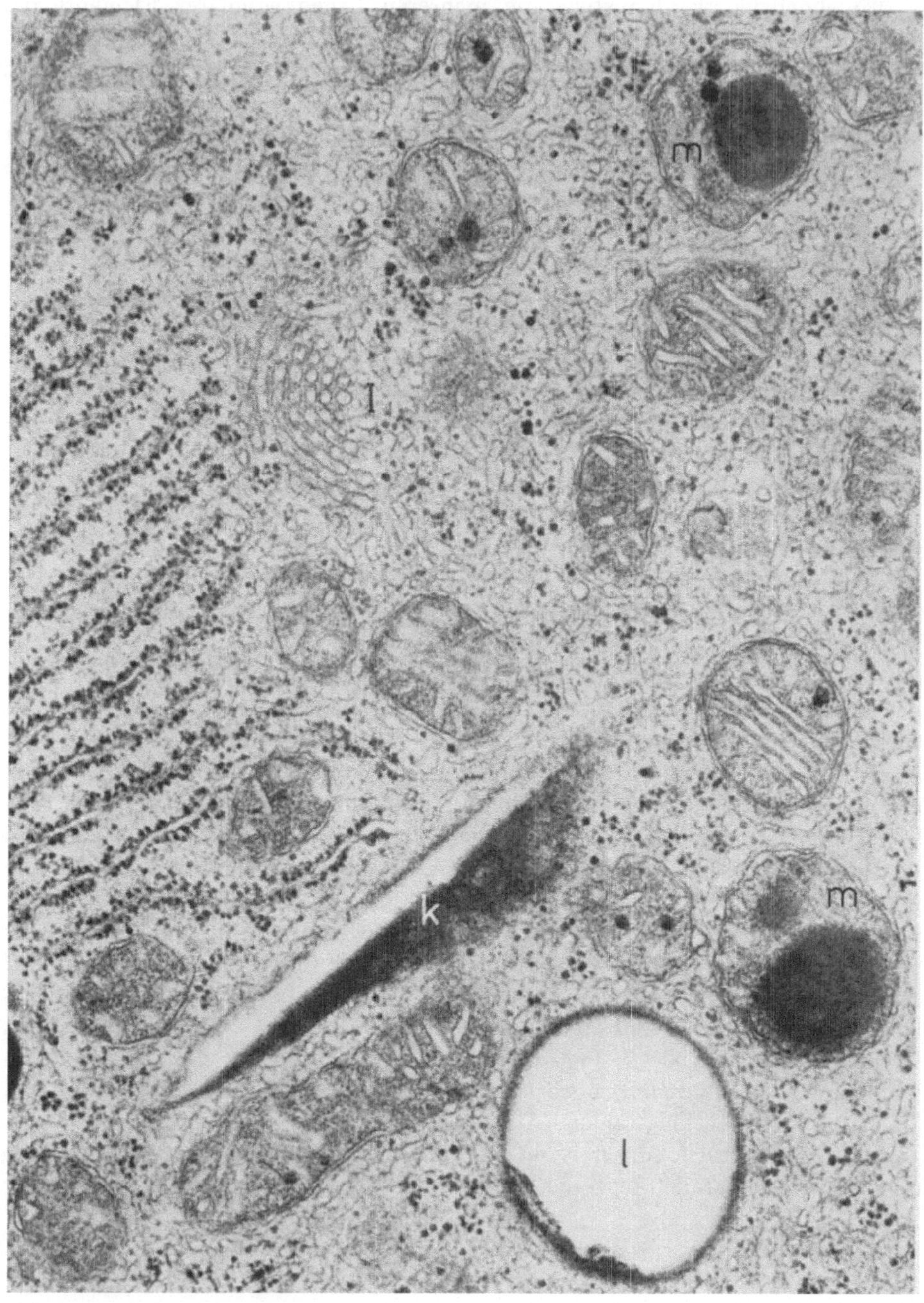

Abb. 19. Ausschnitt aus einer Reticulariszelle der peripheren Region. Beachte die Membranstapel des granulären ER, die lanzettförmige Struktur (*k*) und den hohen Gehalt an Glykogenpartikeln. Tubuliaggregate (Typ I), Lipoidtropfen mit osmiophilem Randsaum (*l*), Mitochondrien (*m*). Elektronenmikr. Vergr. 10000:1, Abbildung 43000:1

können durch Brückenbildungen miteinander verbunden sein, so daß außer den lamellär organisierten, gitterähnliche Strukturen als Varianten auftreten.

Besonders Riesenmitochondrien, aber auch kleinere, matrixreiche Elemente zeichnen sich durch einzelne oder mehrere Bündel feiner, *kristallin ausgerichteter Filamente* aus (Abb. 22b, 23). Bei der Mehrzahl der Mitochondrien durchziehen diese Einschlüsse die Matrix in der Längsachse, ihre Länge beträgt mindestens 3—4 μ. In großen runden Mitochondrien sind die Filamentbündel in verschiedenen Ebenen ausgerichtet, so daß quer- und längsgetroffene Filamente nebeneinander in einem Anschnitt liegen. Es handelt sich um punktförmige Strukturen, die eine gitterähnliche Anordnung vermissen lassen. Sie weisen eine etwas höhere Elektronendichte als die umgebende Matrix auf. Sie sind 110 Å dick und der Abstand zwischen zwei Filamenten in einem Bündel schwankt von 60—200 Å. Sie liegen meist im zentralen Matrixraum verstreut, ein Nachweis über enge räumliche Beziehungen oder Verbindungen läßt sich weder zu den Hüllmembranen, noch zu Cristae oder Tubuli erbringen. In kleineren Mitochondrien zählt man über 50 solcher Filamente, die 2—5 Bündel bilden, in großen Organellen ist ihre Zahl nicht bestimmbar. Im intracristalen Raum, vor allem zwischen den Hüllmembranen, fallen *helikale Filamente* auf. Diese spiralig gewundenen, einem Zickzackband gleichenden Strukturen, deren Durchmesser 40 Å beträgt, verlaufen in Längsrichtung der etwas erweiterten Tubuli und Cristae und im ebenfalls dilatierten intracristalen Raum zwischen den Hüllmembranen in der Längsachse der Mitochondrien (Abb. 22b, 23). In Riesenmitochondrien beobachtet man stets 1—2 solcher helikaler Filamente zwischen äußerer und innerer Hüllmembran, die jedoch nicht gleichmäßig das Organell umgeben, sondern lokal auf Bezirke beschränkt sind, an die sich in der Matrix dicht gepackte Tubuli- oder Cristaebündel anlagern. In kleinen, runden oder langgestreckten Mitochondrien treten diese Einschlüsse nur gelegentlich auf. An Flachschnitten des intracristalen Raums fällt einerseits die große Zahl an Filamenten auf und andererseits die parallele Ausrichtung. Ihre maximale Länge beträgt über 1 μ. Der Abstand zwischen den Filamenten schwankt von 80—100 Å, der der Helix von 140—150 Å.

In einzelnen dunklen Reticulariszellen fallen weiterhin stabförmige, kristalline Kernstrukturen, Fibrillenbündel im Cytoplasma und Anhäufungen von β- und α-Glykogengranula auf.

Kerneinschlüsse

Im Nucleus unterschiedlich differenzierter Reticulariszellen beobachtet man stabförmige Einschlüsse, deren Zahl intraspezifisch außerordentlich stark variiert. Am häufigsten — in ungefähr jedem 10. Kern — treten sie bei einem Männchen und einem Weibchen auf, die sich auch durch besonders viele kugelförmige Membrankomplexe (Typ III) in fasciculatanahen Rindenabschnitten auszeichnen. Diese stabartigen Kernstrukturen, die sich vom Chromatin und dem Karyoplasma deutlich durch eine sie umgebende helle Zone unterscheiden, durchziehen in kristalliner Anordnung gerade oder leicht gekrümmt den Kern in seiner ganzen Länge (Abb. 1d). Sie laufen an den Enden nahe der Kernmembran spitz zu und gabeln sich nicht auf. Durchschnittlich sind sie über 5 μ lang und meist über 500 mμ breit. Ihre Länge schwankt zwischen 2 und 10 μ, die Kaliberweite zwischen 200 und 700 mμ.

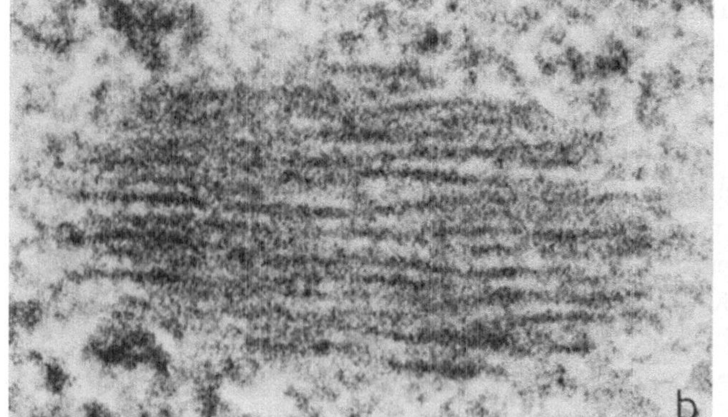

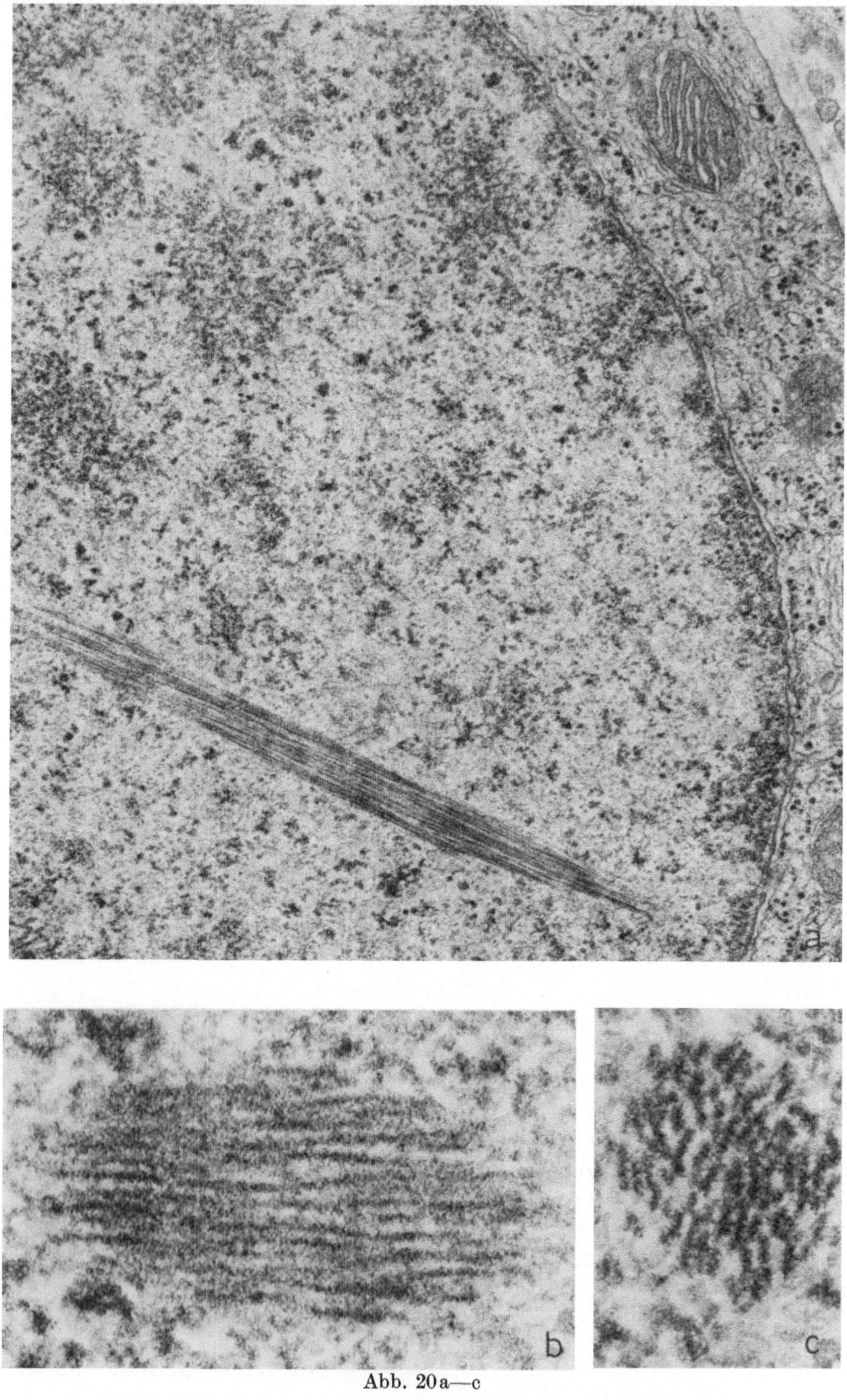

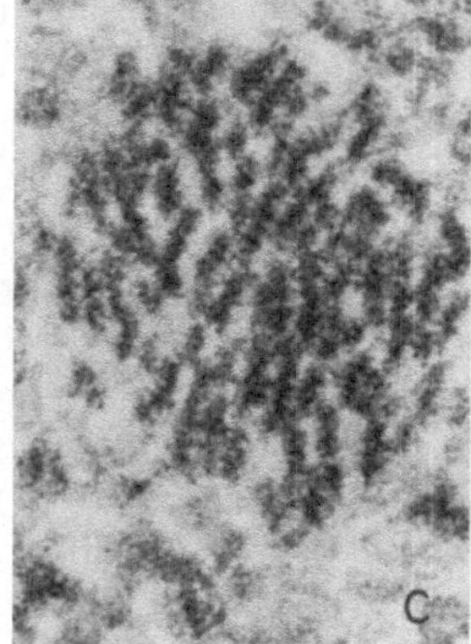

Abb. 20a—c

Elektronenoptisch stellen diese Einschlüsse Bündel dicht gepackter, nahezu parallel ausgerichteter Fibrillen dar, die einen Durchmesser von 60—70 Å haben (Abb. 10, 20a—c). Der Abstand zwischen den einzelnen Filamenten beträgt 80—100 Å. Es handelt sich um kompakte Filamente, die sich aus kugeligen Partikeln zusammensetzen, und nicht um Mikrotubuli, wie sie Weindl et al. (1967, 1968) in Glia- und Nervenzellen beim Kaninchen, Sotelo u. Palay (1968) neben anderen Einschlüssen in Neuronen der Ratte oder de Kretser (1967, 1968) in Leydigschen Zwischenzellen des Menschen beschrieben haben.

Die Filamente von relativ geringer Elektronendichte und ohne deutliche Anzeichen einer periodischen Struktur durchziehen das Karyoplasma von Kernmembran zu Kernmembran, ohne daß zu diesen Elementen, zum Nucleolus oder zu besonderen granulären Kernkörpern enge räumliche Beziehungen nachweisbar sind. Der Komplex, der aus 5—20 Fibrillen besteht, wird nicht von einer Membran, sondern von einer klar gegen das Karyoplasma abgesetzten hellen Zone umgeben. Die Kerne, die auch elektronenoptisch nur jeweils einen solchen Einschlußkörper aufweisen, haben runde oder ovale Form und unterscheiden sich in der Größe nicht von den übrigen Kernen. Merkmale pyknotischer oder karyolytischer Veränderungen sind nicht zu beobachten. Gelegentlich treten geringe Einstülpungen der Kernmembran auf, die aber niemals bis zum Nucleolus vordringen und lichtmikroskopisch mit Fibrillenbündeln verwechselt werden könnten, wie dies Collonnier (1965) in zentralen Neuronen bei der Katze angenommen hat.

Filamente

Zwischen den anastomosierenden, ungeordneten tubulären Profilen des glatten ER treten in einigen Reticulariszellen besondere Filamentbündel auf, die in Dünnschnitten eine Längenausdehnung von 3 μ erreichen (Abb. 21a). Die Filamente sind mehr oder weniger parallel zueinander ausgerichtet und weisen im Abstand von 250 Å häufig periodisch Brückenbildungen auf. Ihr Durchmesser beträgt 120—150 Å, sie sind somit fast doppelt so dick, wie vergleichsweise Membranen von Mitochondrien oder des agranulären ER. Ihre Verteilung im Cytoplasma ist nicht gleichmäßig, sondern auf bestimmte Regionen beschränkt. Vom Perikaryon strahlen die Bündel in verschiedenen Richtungen und Ebenen in das Cytoplasma ein (Abb. 21a, b) und erstrecken sich häufig bis an die Zellperipherie. Enge räumliche Beziehungen bestehen zur Kernmembran, zu Mitochondrien und zu Profilen des glatten ER. In Querschnitten wird die Ordnung der Fibrillen in ein hexagonales, kristallähnliches Gitter deutlich. Der Abstand zweier benachbarter Filamente beträgt 250 Å, während der zwischen zwei gegenüberliegenden Fibrillen zwischen 350 und 420 Å variiert. Sechs Filamente bilden eine Einheit, die einem Tubulus ähnelt und in der Größenordnung eines schlauchförmigen Profils des glatten ER liegt. 10—15 solcher hexagonal geordneten Einheiten

Abb. 20. a Kristallin angeordnete Filamentbündel im Kern marknaher Reticulariszellen. Elektronenmikr. Vergr. 10000:1, Abbildung 35000:1. b und c Die in verschiedenen Ebenen angeschnittenen Filamente setzen sich aus globulären Partikeln zusammen. Elektronenmikr. Vergr. 50000:1, Abbildung 195000:1

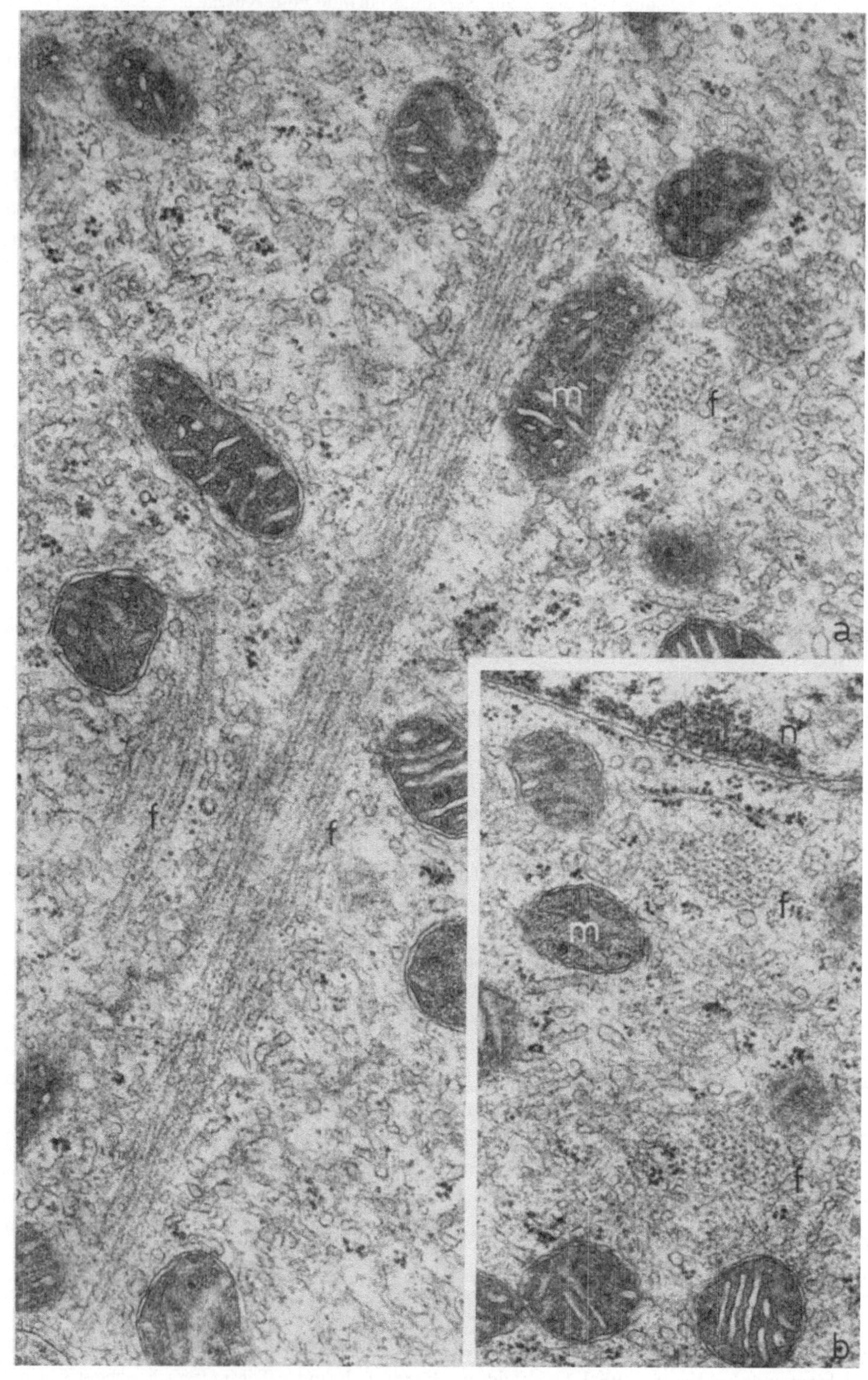

Abb. 21a u. b. Kristallin ausgerichtete Filamentbündel (*f*) im Cytoplasma, die im Querschnitt hexagonale Ordnung zeigen. Nucleus (*n*), Mitochondrien (*m*). a und b Elektronenmikr. Vergr. 10000:1, Abbildung 33500:1

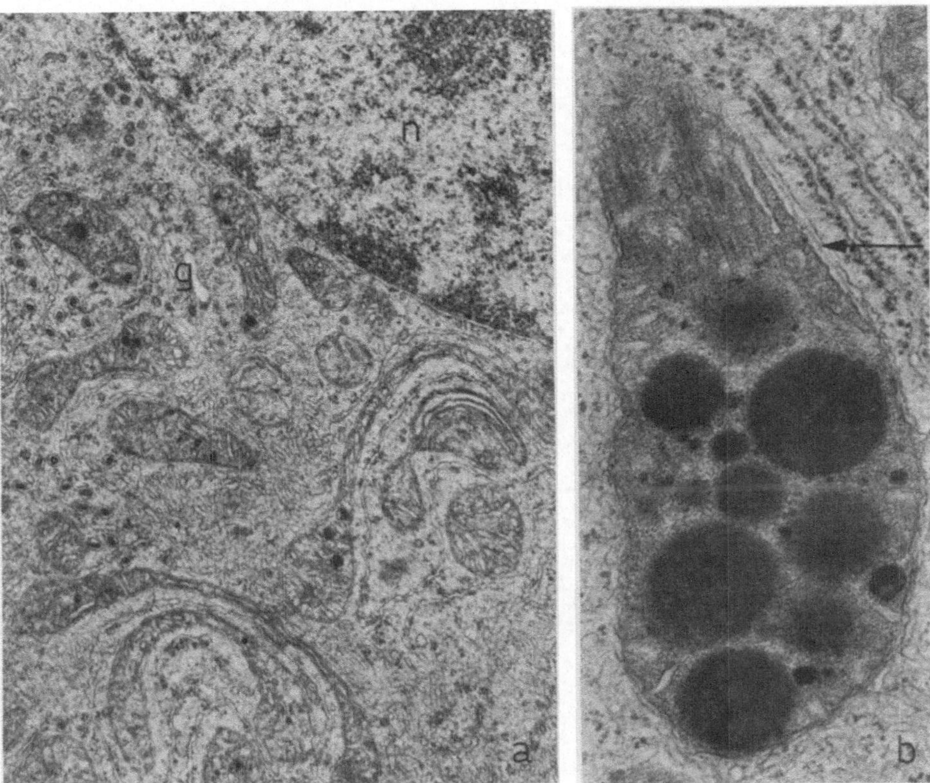

Abb. 22. a In mehreren Lagen übereinandergestapelte, schüsselförmige Mitochondrien. Beachte die plattenförmigen Zisternen des granulären ER zwischen den einzelnen Organellen und die verstreut liegenden doppelwandigen Tubuli in enger räumlicher Beziehung zu Profilen des granulären ER und zum Golgiapparat. Nucleus (*n*), Golgiregion (*g*). Elektronenmikr. Vergr. 6000:1, Abbildung 17500:1. b Große, homogene, lipoidähnliche Einschlüsse in der Matrix eines Riesenmitochondrions. Beachte die helikale Struktur zwischen äußerer und innerer Mitochondrienmembran (↑). Elektronenmikr. Vergr. 10000:1, Abbildung 33000:1

bilden ein Bündel. Die Zahl solcher Stränge in einer Zelle ist sehr unterschiedlich. Ihr Vorkommen beschränkt sich auf solche Reticulariszellen, die als spezifische Differenzierungen des glatten ER Tubuliaggregate (Typ I) und sternförmige Elemente (Typ IV) in größerer Entfaltung aufweisen.

Neben diesen relativ dicken Filamenten beobachtet man im Perikaryon und in der peripheren Cytoplasmazone der Rindenzellen feine Fasergeflechte. Die Filamente verlaufen mehr oder weniger parallel zum Plasmalemm (Abb. 4, 24b) oder strahlen ausgerichtet in die Mikrovilli ein, die bei den meisten inneren Rindenzellen in großer Zahl in Erscheinung treten und zu einer bemerkenswerten Oberflächenvergrößerung beitragen. Im Perikaryon liegen diese bis zu 70 Å dicken Elemente ungeordnet in unmittelbarer Nähe des Kerns. Manchmal treten in dieser Zellregion auch größere Filamentstränge auf.

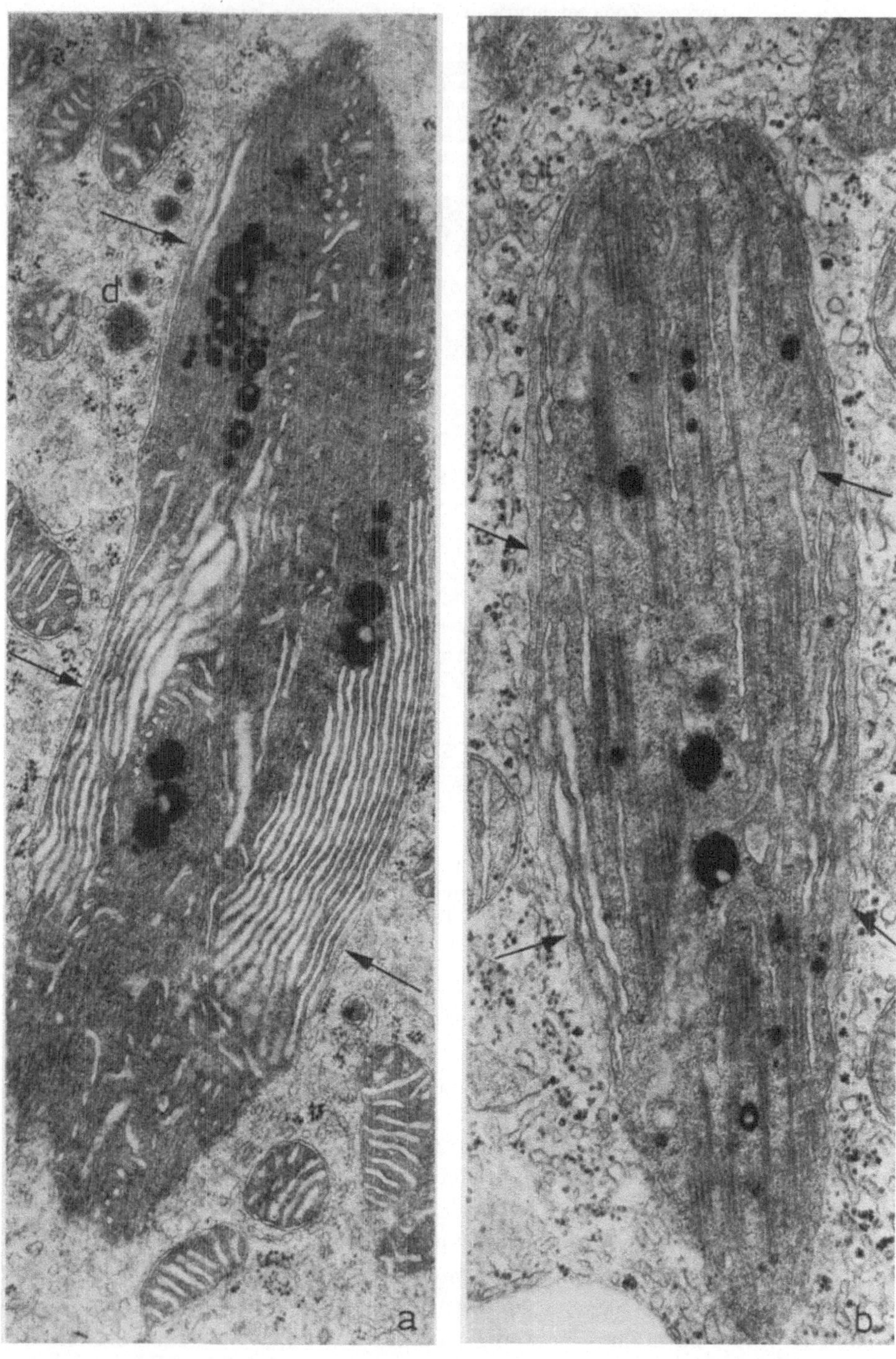

Abb. 23a u. b. Riesenmitochondrien, die in der Matrix dichte Granula und kristalline Filamente und im intracristalen Raum helikale Strukturen (↑) aufweisen. Beachte die unterschiedliche Glykogenbeladung des umgebenden Grundcytoplasmas. Lysosomen (*d*). a Elektronenmikr. Vergr. 8000:1, Abbildung 24500:1; b elektronenmikr. Vergr. 10000:1, Abbildung 33000:1

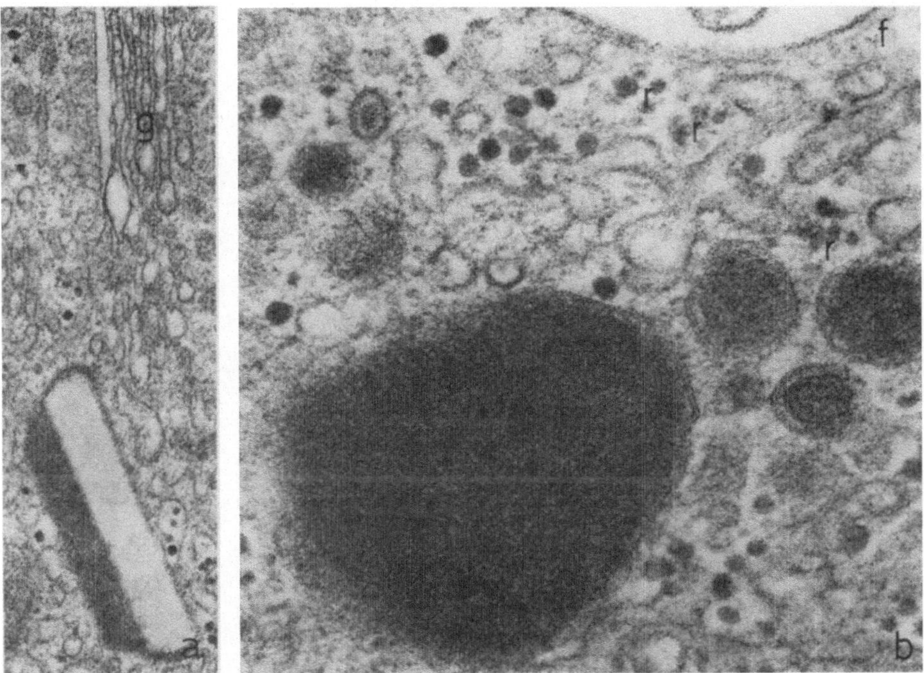

Abb. 24. a Lanzettförmiger Einschluß in einem Lysosom in der Nähe der Golgiregion (*g*). Elektronenmikr. Vergr. 16000:1, Abbildung 49000:1. b Eine Gruppe von Lysosomen unterschiedlicher Größe und Elektronendichte in der Nähe der Zelloberfläche. Filamente (*f*), Ribosomen (*r*). Elektronenmikr. Vergr. 40000:1, Abbildung 128000:1

Mikrotubuli

Mikrotubuli, deren Durchmesser 200—250 Å beträgt, kommen in allen Reticulariszellen vor, je nach Schnittebene allerdings in sehr unterschiedlicher Zahl (Abb. 5, 13, 17). Am häufigsten stellen sie sich in der Region der Centriolen und des Golgifeldes dar. In großen Membrankomplexen des glatten ER verlaufen sie regelmäßig zwischen unterschiedlich ausgerichteten Tubulibündeln und scheinen eine nicht unwesentliche Rolle bei der räumlichen Ordnung und Organisation der Membranaggregate zu spielen (Abb. 5). Mikrotubulibündel als Zeichen amitotischer Kerndurchschnürungen (Pehlemann, 1968) wurden in der Nähe der Centriolen nicht beobachtet. Die Zellen der inneren Rindenschichten zeichnen sich jedoch bei allen untersuchten Individuen sehr häufig durch Zweikernigkeit aus (Abb. 1a, d). Nicht selten treten dann bei einem der Kerne stabförmige Filamentbündel im Karyoplasma auf (Abb. 1d).

Glykogen

In solchen Reticulariszellen, in denen besonders große und hoch organisierte Membrankomplexe des glatten ER (Typ II—V) fast das gesamte Cytoplasma einnehmen und eine Ordnung der zahlreichen Mitochondrien bzw. ihre Verdrängung an die Zellperipherie bedingen, finden sich Glykogenpartikel zwischen den

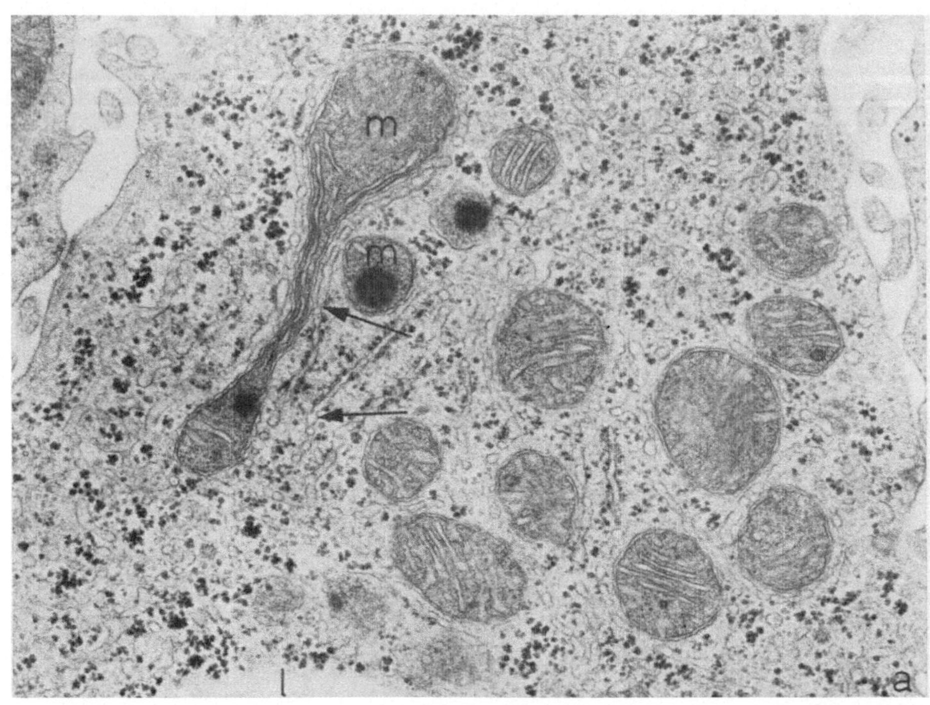

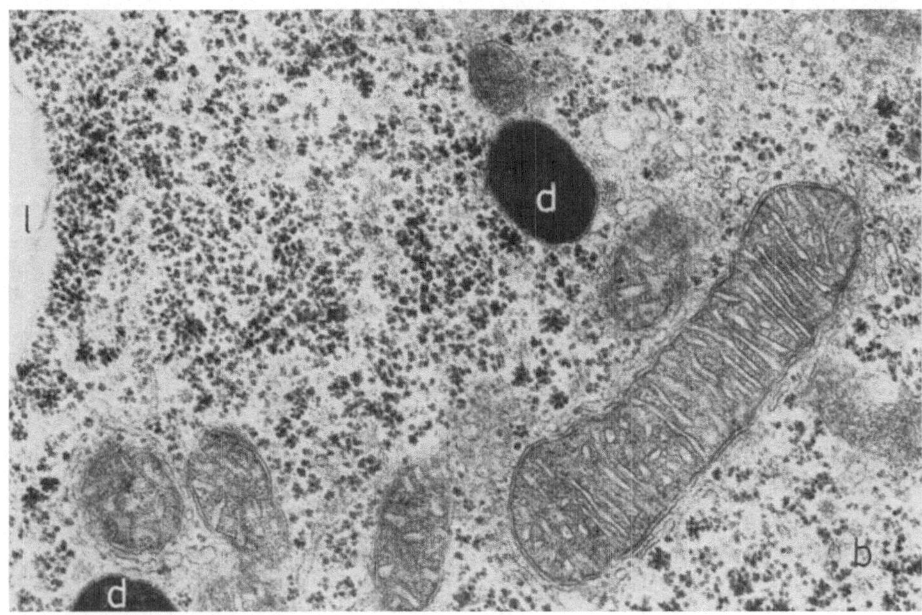

Abb. 25a u. b. Verteilung und Menge der Glykogenpartikel in verschiedenen Reticulariszellen. Beachte die Verbindung zwischen glattem und granulärem ER (↑). Lipoid (*l*), Mitochondrien (*m*), Lysosom (*d*). a Elektronenmikr. Vergr. 10000:1, Abbildung 28000:1; b elektronenmikr. Vergr. 10000:1, Abbildung 32000:1

Maschen anastomosierender Tubuli außerordentlich selten. Eine gewisse Konzentration beobachtet man nur im Perikaryon. Die durchschnittliche Größe dieser β-Partikel schwankt zwischen 200—300 Å (Abb. 24b). In Reticulariszellen, in denen die tubulär verzweigten Elemente des glatten ER kleinere Aggregate bilden und die Mitochondrien im Cytoplasma gleichmäßiger verteilt sind, treten Glykogengranula oft an der Peripherie der Membrankomplexe und zwischen den Mitochondrien auf. Sie haben, eingebettet in die cytoplasmatische Matrix, nicht nur enge räumliche Beziehungen zu Profilen des glatten ER, sondern auch zu Mitochondrien (Abb. 19) und vor allem zu den in diesem Zelltyp häufiger vorkommenden Lipoidtropfen.

In der juxtamedullären Region fallen bei einigen Individuen Zellen auf, die außer zahlreichen, locker verstreuten und isolierten Glykogenpartikeln, in der Nähe von Lipoidvacuolen und Mitochondrien, Anhäufungen solcher Granula aufweisen (Abb. 25a). Die Partikel treten dicht gepackt in Rosettenform in Erscheinung. In manchen Zellen nehmen diese sog. α-Partikel den größten Teil des Cytoplasmas ein. Die Tubuli des glatten ER bilden ein ungeordnetes, weitmaschiges Netzwerk und mit Ribosomen besetzte Zisternen kommen nur noch in Kernnähe vor. Dieser Zelltyp ähnelt in der Glykogenverteilung dem einer normalen Leber (Abb. 25b).

Bei einigen Individuen lassen sich markwärts in einzelnen Rindenzellen alle Übergänge von völligem Fehlen bzw. gelegentlichem Auftreten der Glykogenpartikel verknüpft mit hoher Organisation spezifisch differenzierter Membransysteme des glatten ER bis hin zu reicher Glykogenentfaltung und geringer Ausbildung des glatten ER aufzeigen. Diese verschiedenen Zustandsbilder der Glykogenbeladung deuten auf funktionell bedeutsame Wechselbeziehungen im besonderen zwischen glattem ER und Glykogen im Stoffwechsel der inneren Rindenzellen hin.

IV. Diskussion

Glattes ER

Mit der Einführung von Glutaraldehyd als Fixierungsmedium und der damit verbundenen besseren Erhaltung des Cytoplasmas, besonders der Profile des glatten ER, fanden Organisationstypen und spezifisch differenzierte Membranstrukturen dieses agranulären ER großes Interesse. In der Nebennierenrinde des Sumpfbibers treten in den Zellen der Reticularis eine Reihe von Modifikationen des glatten ER auf, die in dieser Form von der Nebenniere bisher nicht bekannt wurden. Neben parallel ausgerichteten Tubuliaggregaten und gefensterten Membranwickeln beobachtet man Tubulisysteme mit außerordentlich hohem Ordnungsgrad, die den acidophilen Granula in der äußeren Fasciculata im lichtoptischen Bereich entsprechen. Die „Corps sidérophiles“ als charakteristische Einschlüsse der sog. dunklen Zellen sind Komplexe, die sich aus sternförmigen oder doppelwandigen, tubulären Strukturelementen zusammensetzen. Diese Membranaggregate unterschiedlicher Organisation, die häufig nebeneinander in einer Zelle vorkommen und auf Grund fließender Übergänge morphologisch in eine Typenreihe geordnet werden können, liegen stets eingebettet in ein Netzwerk ungerichteter und anastomosierender Profile des agranulären ER.

Tubuli (Typ I). In Gestalt von Wickeln oder langgestreckten Komplexen sind parallel angeordnete Tubuli sowohl in pflanzlichen, als auch in tierischen Zellen weit verbreitet. Sie kommen in vielen, der Funktion nach sehr unterschiedlichen Gewebeformen vor. Bei Wirbeltieren wurden sie in Haarzellen der Statocysten von Limax und Arion beobachtet (Wolff, 1969), in Hüllzellen des Postantennalorgans von Sminthurus (Altner et al., 1970) oder in Epithelzellen des Samenleiters von Schistocerca (Bassot u. Martoja, 1966), bei Säugern in markhaltigen Axonen des Kleinhirns der Ratte (Andres, 1965) und der Katze (Morales u. Duncan, 1966) oder in Talgdrüsen von Galago (Bell, 1970), um nur einige Beispiele zu nennen. Ihre Zahl, Ausrichtung und Unterteilung in Bündel, vor allem aber das Kaliber der Einzeltubuli, und ihre Beziehungen zu den Zellorganellen sind sehr unterschiedlich. Über die funktionelle Bedeutung dieser tubulären Strukturen ist nichts bekannt, ein Zusammenhang wird aber meist direkt mit der spezifischen Funktion der jeweiligen Gewebeart diskutiert.

Unter den zahlreichen Untersuchungen über die Feinstruktur steroidbildender Organe liegen nur wenige Beobachtungen über Tubuliaggregate vor. Sie werden in aktiven Zellen des Corpus allatum von Insekten erwähnt (Thomsen u. Thomsen, 1970), bei Wirbeltieren in Leydigschen Zwischenzellen beschrieben (Rippenmolch: Picheral, 1968a, 1970; Feuersalamander: Berchtold, 1970; Opossum: Christensen u. Fawcett, 1961; Totenkopfäffchen: Belt u. Cavazos, 1970; Schwein: Belt u. Cavazos, 1967; Mensch, fetal: Pelliniemi u. Niemi, 1969; Holstein, 1970; adult: Hatakeyama, 1965), in Luteinzellen des Ovars (Ratte: Schmidt, 1969; Kaninchen: Blanchette, 1966; Schwein: Bjersing, 1967; Goodman et al., 1968; Mensch: Crisp et al., 1970) und in der Nebennierenrinde bzw. in Interrenalzellen (Feuersalamander: Berchtold, 1970; Bergmolch: Picheral, 1970; Maus: Sato, 1967; Streifenziesel: Seliger u. Smith, 1968; Hund: Bloodworth u. Powers, 1968; Neunbindengürteltier, fetal: Enders et al., 1966). In ihrer Morphologie, vor allem im Kaliber der Einzeltubuli, zeichnen sich beträchtliche Unterschiede ab, die speciesbedingt sein können, die aber auch auf unterschiedliche Fixierungstechnik zurückzuführen sind. Während beim Nutria die quadratische Konfiguration der Einzeltubuli in einem Komplex vorherrscht, zeichnen sich die Profile beim Menschen (Crisp et al., 1970; Pelliniemi u. Niemi, 1969; Holstein, 1970) und dem Streifenziesel (Seliger u. Smith, 1968) im wesentlichen durch bienenwabenartige, hexagonale Ausrichtung aus. In den Reticulariszellen des Nutria liegen die langgestreckten, tubulären Elemente sowohl in kleinen Bündeln, als auch in Strängen und großen Aggregaten vor. Mit der Größenzunahme der Bündel ist eine fortschreitende Ordnung verbunden, die vielleicht mit der hexagonalen Ausrichtung als der dichtesten Packung ihren Abschluß findet. Brückenbildungen zwischen den einzelnen Tubuli, die gelegentlich beim Nutria zu beobachten sind, erwähnt nur Berchtold (1970) in einzelnen hyperaktiven Interrenalzellen des Feuersalamanders.

Mit dem Auftreten dieser Tubulikomplexe, nicht nur in der Nebennierenrinde, sondern auch in anderen steroidbildenden Organen, stellt sich die Frage nach ihrer funktionellen Bedeutung. Dieser Organisationstyp des glatten ER wird als Zeichen einer hohen Stoffwechselrate und aktiven Steroidsynthese gewertet (Bjersing, 1967; Goodman et al., 1968; Picheral, 1968a; Pelliniemi u. Niemi, 1969; Crisp et al., 1970; Holstein, 1970; Berchtold, 1970). Da das Vorkommen dieser

Tubuliaggregate sowohl in Granulosaluteinzellen des Menschen in der frühen Phase der Schwangerschaft, als auch in Leydigschen Zwischenzellen im fetalen Entwicklungsstadium zwischen 8. und 27. Woche zeitlich mit gesteigerter Hormonsekretion einhergeht, werden sie als Merkmale der Reife der Zwischenzellen während der Fetalzeit (Pelliniemi u. Niemi, 1969) bzw. als Indikation für den Höhepunkt der Hormonsekretion angesehen (Holstein, 1970). Auf der anderen Seite betrachtet man die spezifische Konfiguration der Profile des glatten ER als morphologischen Ausdruck degenerativer Veränderungen und bestimmter Regressionsvorgänge (Enders et al., 1966; Blanchette, 1966; Schmidt, 1969). Eine gewisse Unterstützung findet diese Interpretation in Untersuchungen über das Vorkommen ähnlicher Tubulisysteme in Nerven nach experimenteller Schädigung und im Verlauf der Wallerschen Degeneration (Thomas u. Sheldon, 1964; Lampert et al., 1964; Smith et al., 1966; Cerro u. Snider, 1967; Kruger u. Maxwell, 1969; u.a.), in Skeletmuskelfasern bei spezifischen Myopathien (Pellegrino u. Franzini, 1963; Gruner, 1966; Odor et al., 1967; Engel et al., 1970; u.a.) oder in Alveolarzellen und in Lungenexudaten (Sun, 1966; Weibel et al., 1966; Kistler et al., 1967; Harrison u. Weibel, 1968; u.a.), die man als Zeichen unspezifischer, degenerativer Prozesse in den einzelnen Zellabschnitten deutete.

In der Nebennierenrinde des Nutria treten die Tubuliaggregate in Gestalt kleiner Bündel in glykogenreichen Reticulariszellen auf, die sich durch in Stapel geordnete Zisternen des granulären ER und ein relativ gering entwickeltes Geflecht des glatten ER auszeichnen. Sie nehmen fortschreitend größere Cytoplasmaareale ein, ein Vorgang, der mit der Abnahme der Lipoidtropfen, der Glykogenpartikel und der Differenzierung des granulären ER in tubuläre Elemente parallel geht. Sie stellen somit Zeichen erhöhter Stoffwechselaktivität dar. Möglicherweise sind mit der Aufrechterhaltung bestimmter Ordnungsprinzipien spezifische Reaktionsabläufe im Gesamtstoffwechsel der Zelle verbunden.

Wickel (Typ II). In zahlreichen Zellarten sind unter normalen und pathologischen Bedingungen konzentrische Membransysteme in Form von Wickeln beschrieben worden, die in ihrer Morphologie außerordentlich ähnlich, wohl aber in ihrem Fermentbesatz erheblich differieren. Unter den Bezeichnungen „membranous whorls", „parasomes" oder „Nebenkerne" werden solche konzentrischen, unterschiedlich gefensterten Membranwickel in verschiedenen steroidbildenden Organen in normalaktiven und spezifisch stimulierten Zellen erwähnt, in Luteinzellen des Ovars (Haushuhn: Dahl, 1970b, 1971a, b; Maus: Waelbroeck u. Drochmans, 1970; Ratte: Enders u. Lyons, 1964; Cohéré et al., 1967; Schmidt, 1969; Kaninchen: Blanchette, 1966; Mori u. Matsumoto, 1970; Mensch: Vacek, 1967; Crisp et al., 1970), in Leydigschen Zwischenzellen (Maus: Carr u. Carr, 1962; Christensen u. Fawcett, 1966; Ichihara, 1967, 1970; Russo, 1971; Ratte: Murakami, 1966; Murakami u. Tonutti, 1966; Meerschweinchen: Christensen, 1965; Merkow et al., 1968a, b; Black u. Christensen, 1969; Kaninchen: Crabo, 1963; Mensch: Cervós-Navarro et al., 1964; Murakami et al., 1968), in Hiluszellen des Ovars (Schwein: Unsicker, 1970; Mensch: Merkow et al., 1970) und in Zellen des Interrenalsystems (Haushuhn: Kjaerheim, 1968e; Maus: Bröcker, 1971; Sato, 1968; Ratte: Nickerson et al., 1970; Meerschweinchen, Hamster, Katze: Cotte, 1959). Aus dieser Zusammenstellung wird ersichtlich, daß nur wenige Formen unter den bisher untersuchten Species solche konzentrischen Wickelformationen des glatten ER besitzen, die oft erst nach spezifischer funktioneller Belastung in geringer Differenzierung auftreten, und daß sie bisher am häufigsten in Lutein- und Leydigschen Zwischenzellen beobachtet wurden. Tatsächlich ist ihr Ausbildungsgrad nicht nur individuell und von Zelle zu Zelle außerordentlich variabel, sondern unterliegt auch im supraspezifischen Bereich großen Schwankungen.

Kristalloide Komplexe (Typ III). Unter der Bezeichnung „acidophile Granula,“ „Azokarmingranula“, „eosinophile Granula“ oder „hyaline Kolloidkugeln“ wurden in der Nebenniere in allen drei Rindenzonen bei verschiedenen Säugergruppen und dem Menschen kugelförmige Cytoplasmaeinschlüsse beschrieben (Literatur bei: Frazão, 1952; Bachmann, 1954; Planel u. Guilhem, 1956b; Motlík u. Janouškà, 1963; Smollich, 1966; Gorgas, 1967; Levine u. Skelton, 1967), deren funktionelle Bedeutung nicht geklärt werden konnte. Man brachte ihr Vorkommen mit der Sekretion von Steroiden in Zusammenhang, wertete sie als Ausdruck einer Hyperaktivität der Rindenzellen, als Merkmal von Degenerationsprozessen oder als Zeichen einer Virusinfektion. Da schon lichtoptisch Differenzen im färberischen Verhalten der Granulatypen zwischen einzelnen Species bestehen, handelt es sich wahrscheinlich um sehr heterogene Cytoplasmadifferenzierungen, die unter sehr komplexen Bedingungen, vor allem bei akuter Beanspruchung auftreten.

Cytoplasmaeinschlüsse mit komplexer, kristalloider Ordnung der tubulären Elemente des glatten ER wurden elektronenoptisch mehrfach in pflanzlichen und tierischen Zellen untersucht. Tubulikomplexe mit hohem Organisationsgrad, die den Strukturen in fasciculatanahen Rindenzellen des Nutria morphologisch ähnlich sind, beobachtete man bei Wirbellosen u.a. in Leuchtzellen mariner Polychaeten (Bassot, 1964, 1966), in Ovarien der Feuerwanze (Mays, 1967), in Leuchtorganen des Bootsmannfisches (Strum, 1970) und in Spermatiden der Posthornschnecke (Starke u. Nolte, 1970).

Bei Säugern werden Tubulikomplexe geringer Größe vornehmlich in pathologisch veränderten Gewebearten oder in virusinfizierten Zellen unter dem Begriff „undulating tubules“ erwähnt (Ishikawa, 1963; Pellegrino u. Franzini, 1963; Munroe et al., 1964; Palmeiro et al., 1966; Lombard et al., 1967; Kim u. Boatman, 1967; Ruebner et al., 1967; Finegold, 1967; Bucciarelli et al., 1967; Rosen u. Tisher, 1968; Engel u. Dale, 1968; Macdonald et al., 1968; Martino et al., 1969; Bockman u. Winborn, 1969; u.a.). Meist wird die Ansicht vertreten, daß diese lokalen Differenzierungen des glatten ER eine Anpassungsreaktion der Zelle darstellen, die durch abnorme Stoffwechselaktivität oder spezifische Virusinfektion ausgelöst wird.

In Zellen der Nebennierenrinde wurden solche hochorganisierten und ausgedehnten Tubulisysteme bisher nicht bekannt. Morphologisch identische Komplexe beschreiben Fahrenbach u. Kneeland (1966) und Sisson u. Fahrenbach (1967) in interstitiellen Zellen der Unterarmdrüse beim Katta, die sich im Verlauf des Fortplanzungscyclus durch unterschiedliche Entfaltung auszeichnen. Auf Grund des histochemischen Nachweises der in diesen Zellelementen lokalisierten 3β-, 17β- und 20α-Hydroxysteroiddehydrogenasen deuten sie die Membrankörper als ein Organell, das möglicherweise eine wesentliche Rolle bei der Snythese von postulierten Steroiden spielt. Während die genannten Autoren diese Komplexe mit kristalloider Tubulistruktur auch in Meibomschen Drüsenelementen der Ratte beobachten, gelang ihnen ihr Nachweis beim Katta weder in Leydigschen Zwischenzellen und in Granulosaluteinzellen, noch in Rindenzellen der Nebenniere. Dies ließ sie trotzdem an eine für Primaten spezifische Struktur steroidbildender Zellen denken. Beim Nutria liegen die kristalloiden Tubuliaggregate in Zellen der peripheren Rindenschichten, für die besondere Zell- und Kerngröße charakteristisch ist. Auf Grund des großen Kerndurchmessers und des Reichtums an Mitochondrien und Profilen des glatten ER kann man schließen, daß die Tubulikomplexe mit kristalloider Organisation Zeichen hoher Stoffwechselaktivität sind.

Vorstufen solcher Membranaggregate, die von Sisson u. Fahrenbach (1967) als „precrystalloid formations" bezeichnet werden, heben sich bei Stückfixierung der Nebenniere mit Osmiumsäure besonders deutlich als dicht gepackte, kleinkalibrige Tubulikörper von den umgebenden dilatierten Vesikeln und ungeordneten Schläuchen des glatten ER ab. Solche Formationen, die beim Nutria auch im Zusammenhang mit der Genese sternförmiger Profile in den sog. dunklen Zellen vorkommen, werden in ähnlicher Ausformung in steroidbildenden Organen gelegentlich erwähnt (Crabo, 1963; van Lennep u. Madden, 1965; Christensen, 1965; Murakami, 1966; Luse, 1967; Christensen u. Fawcett, 1961; Dzsinich et al., 1969; Merker u. Diáz-Encinas, 1969; u.a.).

Sternförmige Tubuli (Typ IV). Über sternförmige Profile, die modifizierte Tubuli des glatten ER darstellen und durch Membranverbindungen und -aneinanderlagerungen einem bestimmten Ordnungsprinzip folgen, liegen bisher keine Beobachtungen an Nebennierenrindenzellen vor. Morphologisch ähnlich erscheinen die als „folded membrane complexes" bezeichneten lokalen Differenzierungen des glatten ER, die van Lennep u. Madden (1965) erstmalig in Luteinzellen des Menschen in verschiedenen Phasen des Menstrualcyclus beschrieben haben. Sie sahen in diesen lokal eng begrenzt auftretenden und spezifisch geordneten Strukturen eine Sonderform des Golgiapparates. In neuerer Zeit wiesen Adams u. Hertig (1969a, b) und Crisp et al. (1970) auf diese Membranformationen in Granulosazellen hin, nicht nur während der aktiven Phasen im Menstruationscyclus, sondern auch in frühen Stadien der Schwangerschaft. Crisp et al. (1970) heben ihr Fehlen in Thecaluteinzellen als Merkmal hervor, das die Unterscheidung der beiden Zelltypen ermöglicht.

Beschreibungen über ähnliche rosettenförmige oder farnartige Strukturelemente des glatten ER sind in anderen Gewebearten außerordentlich selten. Bell (1970) weist in Talgdrüsenzellen von Galago und Macaca auf kleinere Zellareale mit sternförmiger Membranorganisation hin. Iseri et al. (1966) erwähnen in Leberparenchymzellen der Ratte nach Äthanolgaben selten zu beobachtende, farnähnliche Membranordnung des sich in rascher Proliferation befindlichen glatten ER. Abolinš-Krogis (1970) macht in aktivierten Mitteldarmdrüsenzellen der Weinbergschnecke auf größere Komplexe des glatten ER mit rosettenförmiger und tubulärer Struktur der Einzelelemente aufmerksam.

Doppelwandige Tubuli (Typ V). Die sog. dunklen Zellen, die bei allen untersuchten Individuen in unterschiedlicher Zahl in der inneren Rindenregion vorkommen, zeichnen sich durch die sog. „Corps sidérophiles" aus, die elektronenoptisch Komplexe sternförmiger und doppelwandiger Tubuli darstellen. Bei einigen Formen lassen sich alle Stadien der maximalen Beladung des Cytoplasmas mit solch modifizierten Strukturelementen des glatten ER in Gestalt hexagonal dicht gepackter Aggregate nachweisen bis hin zur Auflockerung in kleinere Bündel, zur gleichmäßigen Verteilung und gleichzeitigen Abnahme der doppelwandigen Tubuli. Es kommt in den marknahen dunklen Reticulariszellen zu einer kontinuierlichen Ausschleusung oder Einschmelzung dieser Profile, der Modus ist jedoch morphologisch nicht faßbar. Unter dem Plasmalemm und auch im übrigen Cytoplasma fallen zwar vermehrt Vesikel auf, die auf Grund ihres Durchmessers dem äußeren Zylinder der tubulären Elemente entsprechen, es konnte aber in keinem Fall ein Austritt der doppelwandigen Strukturen bzw. des inneren siebenschichtigen Zylinders an der Zelloberfläche beobachtet werden.

Die Tatsache, daß sternförmige und doppelwandige Strukturen in gleicher Ausformung nach Perfusionsfixierung mit Glutaraldehyd und nach Stückfixierung mit Osmiumsäure in Erscheinung treten, schließt die Möglichkeit von Artefakten weitgehend aus. Außerdem kommen in der peripheren Rindenregion nach Perfusionsfixierung verschiedene Modifikationen des glatten ER in dunklen Reticulariszellen nebeneinander vor, ohne daß das umgebende tubulär verzweigte Netzwerk, dessen gute Erhaltung ein Kriterium für die Beurteilung der gesamten Präparationstechnik darstellt, Dilatationen, myelinartige Strukturen oder eine Auflösung in erweiterte Vesikel aufweist. Es handelt sich bei den Aggregaten und den Einzelprofilen um stabile Gefüge und Einheiten, die in ihrem Erscheinungsbild weitgehend unabhängig von der Fixierungstechnik sind. Das zahlenmäßige Verhältnis von sternförmigen Tubuli zu doppelwandigen Elementen ist in den einzelnen dunklen Zellen außerordentlich unterschiedlich, wahrscheinlich stellen aber die ersteren Genesestadien der letzteren dar.

Morphologisch identische Bündel doppelwandiger Strukturen erwähnen Christensen u. Fawcett (1966) in den Leydigschen Zwischenzellen der Maus, die sie als ungewöhnliche Variante des glatten ER werten. Ausgedehnte Tubulikomplexe ähnlicher Ausformung treten als abnorm differenzierte Sarcoplasmaareale in Skeletmuskelfasern des Menschen bei verschiedenen Paralyseformen auf (Gruner, 1966; Odor et al., 1967; Engel et al., 1970; u.a.), die sich durch hohen Gehalt an NADPH und NADH auszeichnen (Engel et al., 1970). Sie werden als fokale Degenerationserscheinungen der Muskelfasern angesehen und im Zusammenhang mit partieller Denervation erörtert. Uni- und multilamelläre Tubulistrukturen sind Merkmal vieler membranbegrenzter Einschlüsse in verschiedenen Zellformen (Brinkman, 1968; Kobayasi et al., 1968; Legg, 1968; Lindner u. Leonhardt, 1968; Pitha, 1968; Fujita et al., 1969; Wachtel u. Szamier, 1969; Baerwald u. Boush, 1970; Hammersen, 1970; u.a.), die jedoch wesentliche Unterschiede in der Kaliberweite, Länge und in der Lamellenorganisation aufweisen.

Die doppelwandigen Tubuli erreichen beim Nutria eine Längenausdehnung von 8 μ, ohne daß damit ihre tatsächliche Länge in Schnitten erfaßt ist. Morphologisch ähnlich lange Tubuli kommen nach Implantation von cancerogenen Wasserstoffen im Muskel- und Nervengewebe während der präcancerogenen Phase im Cytoplasma verschiedener Reaktionszellen vor (Ikuta u. Zimmerman, 1964, 1966), die unter anderem als virusähnliche Partikel angesehen werden. Tatsächlich bestehen zwischen der Feinstruktur der doppelwandigen Elemente und verschiedener onkogener Viren bemerkenswerte Übereinstimmungen, u.a. Erscheinungen wie Abknickung („bending"), Aneinanderlagerung der Tubuli unter bestimmten Winkeln, Bruchstellen („segmentation") und Bündelung in vacuolig erweiterten Vesikeln. Zylindrische Strukturen mit besonderer Längenausdehnung wurden als atypische Partikelformen verschiedener DNS- und RNS-Viren mehrfach beschrieben, die man als unreife Viruspartikel ansah oder als aberrante Elemente, deren Beziehung zur Virenart und Genese nicht geklärt werden konnte (Middelkamp et al., 1967; Banfield et al., 1968; Laird et al., 1968; Stackpole u. Mizell, 1968; Gouranton, 1970; u.a.). Stäbchenförmige, RNS-haltige Partikel mit tubulärem Nucleocapsid variabler Länge kennzeichnet die Gruppe der Rhabdoviren, zu der man Viren vor allem von Pflanzen und Wirbellosen, aber auch von einigen Wirbeltieren stellt. Große morphologische Ähnlichkeiten lassen sich zwischen den doppelwandigen Tubuli und einigen Pflanzenviren aufzeigen, deren Größe zwischen 78×176 mμ und 80×380 bzw. 80×700 mμ variiert (MacLeod et al., 1966; Lee, 1967; Richardson u. Sylvester, 1968; Kitajima et al., 1969; Shikata u. Chen, 1969; u.a.). Weiterhin bestehen Übereinstimmungen mit Viren von Warmblütern, wie dem Virus der vesiculären Stomatitis (Reczko, 1961; Howatson u. Whitmore, 1962; Simpson u. Hauser, 1966; u.a.), dem Rabiesvirus (Hummeler et al., 1967; Miyamoto u. Matsumoto, 1967; Dierks et al., 1969; Matsumoto u. Kawai, 1969; u.a.) und dem Marburgvirus (Peters u. Müller, 1968, 1969; Siegert et al., 1967; May et al., 1968; u.a.). Die Partikel des Marburgvirus können eine Längenausdehnung von 4 μ erreichen.

Die doppelwandigen Elemente in den sog. dunklen Reticulariszellen des Nutria sind mit bisher elektronenoptisch beschriebenen Virenarten nicht identisch. Außerdem konnte eine typische Querstreifung des inneren Zylinders nicht beobachtet werden und der histochemische Nachweis auf RNS fiel lichtoptisch negativ aus[1].

Das Auftreten der Tubuliaggregate wird als Ausdruck abnormer Stoffwechselaktivität der Reticulariszellen und extremer Belastung des gesamten Organs gedeutet, die möglicherweise schon durch das Einfangen und Berühren der Tiere vor der Narkose ausgelöst wird. Wildformen und in Gefangenschaft gehaltene Arten reagieren auf solche Störungen in viel höherem Maß als Laboratoriumstiere, was sich außer an ihrem Verhalten auch an der erhöhten Ketosteroidausscheidung im Harn nachweisen läßt. Diese Strukturen können nicht als erste Anzeichen eines fortschreitenden Degenerationsprozesses gewertet werden, da gerade die peripheren Reticulariszellen durch große Nuclei und Nucleoli und marknahe, dunkle Rindenzellen häufig durch Zweikernigkeit auffallen. Vielmehr werden die Komplexe auf Grund der Tatsache, daß identische, doppelwandige Tubuli in Leydigschen Zwischenzellen und den sternförmigen Profilen ähnliche Strukturelemente in aktiven Granulosaluteinzellen auftreten, mit der Bereitstellung von Androgenen und Oestrogenen in den inneren Rindenschichten in Beziehung gebracht. Die einzelnen Syntheseschritte bzw. die verschiedenen Fermente, die für die Umwandlung von Pregnenolon in androgene Steroidhormone z.B. benötigt werden, sind ausschließlich in der Mikrosomenfraktion lokalisiert. Die doppelwandigen bzw. sternförmigen Profile stellen möglicherweise Reaktionsprodukte einer bestimmten Phase während des Syntheseablaufes dar.

---

1 Für Ratschläge und Anregungen möchte ich Herrn Prof. Peters (Tropeninstitut Hamburg) danken.

Lysosomen

Unter der Bezeichnung „dense bodies", „microbodies" oder „globules" wurden in normalaktiven und experimentell stimulierten Nebennierenrindenzellen elektronendichte Granula meist im Golgifeld und unter der Zelloberfläche in variabler Größe und Zahl beschrieben. Verschiedene Autoren erbrachten den Nachweis, daß in diesen Strukturen saure Phosphatase und andere hydrolytische Enzyme lokalisiert sind (Penney u. Barrnett, 1965; Idelman, 1966; Szabó et al., 1966a, b, 1967; Szabó, 1968; Nussdorfer, 1969; u.a.). Die Verteilung, Zahl und Größe dieser zu den Lysosomen zu rechnenden Granula ist vom Grad der Aktivierung der Rindenzellen abhängig, und ihre Funktion wird in Beziehung mit der Regulation des Sekretionsprozesses, mit der Ausschleusung oder Mobilisierung von Steroidvorläufern und mit dem Abbau von Stoffwechselprodukten bzw. alternder Zellorganellen gebracht. Vor allem ihre im Vergleich zur Norm erhöhte Zahl ist Ausdruck einer gesteigerten Zellaktivität. In den sog. dunklen Zellen der inneren Rindenschichten sind diese in Semidünnschnitten intensiv gefärbten Granula an der Zellperipherie außerordentlich zahlreich, während sie in Reticulariszellen, deren Cytoplasma von großen Arealen des tubulären, ungeordneten glatten ER eingenommen wird, vermehrt im Perikaryon auftreten. Im juxtamedullären Bereich nimmt ihre Zahl ab, ihre Größe jedoch bemerkenswert zu.

Die länglichen, lanzettförmigen Strukturen, meist im Golgifeld fasciculatanaher Rindenzellen gelegen, sind auf Grund ihrer Lokalisation und Morphologie mit den lichtoptisch doppeltbrechenden Kristallen identisch und stellen wahrscheinlich Cholesterin und Cholesterinderivate dar, die während der Entwässerung bei den üblichen Einbettungsverfahren extrahiert werden. Im stark osmiophilen Saum, der diese rechteckigen Elemente begrenzt, ist saure Phosphatase lokalisiert (Szabó, 1968). Diese in Lysosomen eingeschlossenen kristallähnlichen Strukturen beobachtete man bei in Regression befindlichen Luteinzellen (Mensch: Carsten, 1965; Lennep u. Madden, 1965; Adams u. Hertig, 1969a; Rind: Priedkalns u. Weber, 1968; Kaninchen: Davies u. Broadus, 1968; u.a.) und in der Nebennierenrinde der Ratte, im besonderen in der Zona fasciculata (Szabó et al., 1966a, b, 1967; Szabó, 1968; Friend u. Brassil, 1970; Rhodin, 1971). Szabó (1968) fand diese lanzettförmigen Elemente in der äußeren Rindenregion nach ACTH-Stimulierung und nach Hypophysektomie. Beim Nutria beobachtet man sie relativ selten, sie treten im Golgifeld einzelner fasciculatanaher Rindenzellen auf, die sich durch eine gleichmäßige Verteilung der Organellen und geringe Entwicklung des glatten ER auszeichnen.

Mitochondrien

Mitochondrien weisen in Gestalt, Größe und Innenstruktur eine zellspezifische Ausformung und Modifikabilität auf, deren Schwankungsbreite nur von abnorm bedingten Stimuli durchbrochen wird. In der Nebennierenrinde ist die Zona reticularis durch eine besonders hohe Variabilität des Chondrioms gekennzeichnet, ein Verhalten, auf das an normalaktiven Zellen verschiedene Autoren hingewiesen haben (Luse, 1961; Probst u. Müller, 1966; Lindner, 1966; Idelman, 1966; Rhodin, 1971; u.a.). Beim Sumpfbiber fallen in der Reticularis neben extremen Größenunterschieden von 0,2—25 μ, die ungewöhnlich große Spielbreite in der Gestalt der Mitochondrien, der räumlichen Organisation der Innenmembranen und die bemerkenswerte Differenzierung der Matrix auf, die in dieser Ausformung an Säugernebennieren bisher nicht bekannt wurde. Die auffallendsten Modifikationen des Zellchondrioms stellen die Riesenmitochondrien dar, die verglichen mit der Norm wesentliche strukturelle Veränderungen aufweisen. Cristae und Tubuli haben eine Längenausdehnung um das 4- und 5fache erfahren, sie liegen in dicht gepackten Bündeln unterschiedlich ausgerichtet im erweiterten Matrixraum, in den homogene und granuläre Innenkörper und kristalline Einschlüsse eingelagert sind. Mit dem Längenwachstum der Mitochondrien ist das Auftreten helikaler Filamente im intracristalen Raum zwischen äußerer und innerer Hüllmembran und kristalliner Elemente in der Matrix verknüpft, während für die Dickenzunahme die vermehrte Bildung von Cristae- und Tubulibündeln kennzeichnend ist.

Beobachtungen über Riesenmitochondrien liegen von verschiedenen Gewebearten in normalen und pathologisch veränderten Zellen vor. In Untersuchungen über die normale Nebennierenrinde wird häufiger auf Riesenmitochondrien, vor allem in der fetalen Rinde, hingewiesen (Belt u. Pease, 1956; Luse, 1961, 1967; Ross, 1962; Giacomelli et al., 1963, 1965; Enders et al., 1966; Idelman, 1966 Probst u. Müller, 1966; Pehlemann u. Hanke, 1968; Picheral, 1968; Sato, 1968; Kawoi, 1969; u.a.), deren Größe bei einer Norm von 0,2—1 μ allerdings nur zwischen 2 und 5 μ schwankt. Größere Organellen mit einer Längenausdehnung von 8—10 μ kommen in der Nebennierenrinde des Igels (Lindner, 1966) und des Hamsters (Fawcett, 1969) vor. Beim Sumpfbiber sind in fasciculatanahen Rindenzellen 10—15 μ lange Mitochondrien relativ häufig, während solche, deren Gesamtlänge 20—25 μ beträgt, auf Grund der selten idealen Schnittführung mehrfach nur lichtoptisch beobachtet wurden. Über 10 μ lange, vielgestaltige und unterschiedlich differenzierte Riesenmitochondrien beobachtet man in der Nebennierenrinde der Ratte unter experimentellen Bedingungen, und zwar nach Elipten- und Triparanolgaben und nach Hypophysektomie (Volk u. Scarpelli, 1964, 1966; Racela et al., 1969; Marek et al., 1970).

Die funktionelle Bedeutung der Riesenmitochondrien ist bis jetzt noch nicht geklärt. Als Kennzeichen einer Hyperfunktion der Rindenzellen gelten allgemein die relative Größenzunahme der Mitochondrien, die Vermehrung ihrer Innenmembranen und eine Erweiterung der Matrix, wie dies an der Säugernebenniere nach ACTH-Applikation aufgezeigt wurde, auch wenn genetisch bedingte Speciesunterschiede hierbei nicht ohne Bedeutung sind (Ashworth et al., 1959; Petrovic u. Porte, 1961; Yates, 1965; Szabó et al., 1966a, b; Kahri, 1966, 1968b, 1970a; Grignon et al., 1967; Soeder u. Themann, 1968; u.a.). Da Elipten die Umwandlung des Cholesterins in Δ5-Pregnenolon blockiert, die ACTH-Ausschüttung aber steigert, deuten Racela et al. (1969) die Bildung von Riesenmitochondrien als Folge einer kompensatorischen ACTH-Stimulierung und als Anzeichen einer Depotbildung bestimmter Steroidstufen. An Hand der Befunde nach Triparanolbehandlung und nach Hypophysektomie sehen Volk u. Scarpelli (1964, 1966) die Riesenformen als Ausdruck von spezifischen Speicherungsprozessen bestimmter Vorstufen an oder als Indikation einer kompensatorischen Adaptation des Chondrioms an niedrige Hormonraten im Blut.

Beim Nutria zeichnen sich die Rindenzellen, in denen 10—20 μ lange Riesenmitochondrien häufiger vorkommen, durch besonderen Reichtum an kleinen Mitochondrien aus. Man könnte die Genese von Riesenformen mit hochdifferenzierten Tubuli- und Cristaebündeln als spezifische Anpassungserscheinungen der Zelle an abnorm veränderte Stoffwechselgeschehen ansehen, die einerseits der Aufrechterhaltung einer bestimmten Steroidsyntheserate dienen und andererseits dem hohen Energiebedarf und der beschleunigten Proteinsynthese bei der raschen Vermehrung kleiner Mitochondrien Rechnung tragen.

Schüsselförmige Mitochondrien kennt man von Tumorzellen verschiedener Gewebearten, von Zellen mit spezifischem Differenzierungsgeschehen, wie z.B. von Spermatocyten oder Eizellen, und von steroidbildenden Organen bei Wirbellosen und Wirbeltieren. In der Nebennierenrinde werden sie nur bei einigen Species erwähnt (Ratte: Idelman, 1964, 1966; Friend u. Brassil, 1970; Maus: Wetzstein, 1957; Zelander, 1964; Sato, 1967, 1968; Bröcker, 1971; Hamster: de Robertis u. Sabatini, 1958; Cotte, 1959; Arnold et al., 1965; Yates, 1965, 1966; Meerschweinchen: Sheridan u. Belt, 1964; Igel: Lindner, 1966; Hund: Bloodworth u. Power, 1968). Von Interesse ist, daß schüsselförmige Organellen beim Nutria nur in solchen Reticulariszellen vorkommen, in denen die ersten doppelwandigen Tubuli auffallen.

Dichtes, homogenes, lipoidähnliches Material in Gestalt runder Körper, die beträchtliche Ausmaße annehmen können und sich nicht durch eine klare Begrenzung auszeichnen, wurden in der Mitochondrienmatrix steroidbildender Zellen häufig beobachtet. In der Säugernebenniere treten sie in den verschiedenen Zonen in der Mitochondrienmatrix normalaktiver und exogen stimulierter Zellen bei fast allen untersuchten Species auf. Über die genaue chemische Zusammensetzung und die funktionelle Bedeutung der intramitochondralen Einschlüsse ist bis heute nichts bekannt. Sie wurden als gespeicherte Zwischenprodukte von Corticosteroiden aufgefaßt, da verschiedene, in der Mitochondrienfraktion lokalisierte Enzyme bei der Biosynthese der Steroidhormone eine wesentliche Rolle spielen. Weiterhin sah man in ihnen intramitochondrales Cholesterin oder Lipoid, das unter Umwandlung der Mitochondrien und der damit einhergehenden Degeneration ins Cytoplasma übergeht, und nicht zuletzt deutete man sie als Degenerationsformen unter Annahme einer cyclischen Chondriomerneuerung. Das Auftreten dieser homogenen Granula ist stets mit der Erweiterung des Matrixraumes und der graduellen Abnahme von Cristae und Tubuli verknüpft. Man könnte an eine Reorganisation der Innenstruktur unter Bildung von Granula denken, die mit der Steroidsynthese nicht in direktem Zusammenhang steht, sondern Ausdruck einer Anpassung an spezifische Stoffwechselprozesse ist, auf die nur einzelne, möglicherweise alternde Mitochondrien reagieren.

Über kristalline Strukturen in der Mitochondrienmatrix liegen bis jetzt aus der Nebenniere nur Beobachtungen über solche in Form dicht gepackter Mikrotubuli vor, und zwar von Rindenzellen der Maus, Ratte, des Rindes und Haushuhns (Meneghelli et al., 1967; Kjaerheim, 1967, 1968a; Wheatley, 1968; Frühling et al., 1968; Magalhães u. Magalhães, 1968, 1969; Seelig u. Rennels, 1969; Dietert, 1969; Nussdorfer u. Mazzocchi, 1969; Bröcker, 1971; Rhodin, 1971). Diese gitterähnlich angeordneten, 120—200 Å dicken Elemente treten meist in Mitochondrien der Zona fasciculata, gelegentlich in solchen der Reticularis und sehr selten in Organellen der Zona glomerulosa auf. Über die funktionelle Bedeutung dieser Mikrotubulibündel gehen die Meinungen auseinander, im wesentlichen herrschen zwei Vorstellungen vor. Unter Metopironeinwirkung, das die 11-β-Hydroxylierung bei der Umwandlung von Desoxycorticosteron zu Corticosteron hemmt, beobachteten Magalhães u. Magalhães (1968, 1969) eine starke Abnahme der intramitochondralen, kristallinen Einschlüsse. Sie vermuten, daß diese Strukturen die parakristalline Form eines normalen Metaboliten bzw. eines Zwischenprodukts darstellen oder bestimmter Enzyme, die an der Steroidsynthese, vor allem an der 11-β-Hydroxylierung, beteiligt sind. Nach Dietert (1969) sind die dicht gepackten Tubulibündel nichts anderes als post mortem-Veränderungen der Matrix, da sie in 10—20% der Mitochondrien auffallen, wenn die Fixierung der Nebennieren erst eine Stunde nach Entnahme erfolgt, während sie nach sofortiger Überführung des Organs in das Fixierungsmedium völlig fehlen.

Nach Fixierung über das Gefäßsystem, die den besten Erhaltungszustand der Zellorganellen gewährleistet, weisen beim Nutria alle Riesenmitochondrien sowie die meisten größeren Formen kristalline Filamente auf, die mit denen, die in der oben erwähnten Literatur beschrieben werden, nicht morphologisch identisch sind. Es handelt sich beim Nutria nicht um Mikrotubuli, sondern um kompakte Filamente, deren Ausrichtung in Querschnitten nicht hexagonal gitterähnlich ist, sondern regellos ungeordnet. Sie verlaufen meist in Längsrichtung der Mitochondrien und liegen in einer relativ dichten Matrix. Weiterhin lassen die die langgestreckten Strukturen flankierenden Cristae und Tubuli eine besondere Organisation unter Bildung von Rosetten oder symmetrisch angeordneten Reihen vermissen, wie dies Meneghelli et al. (1967) in Verbindung mit den Mikrotubuli in den Mitochondrien der Nebenniere von Ratte und Rind beschrieben haben.

Solche filamentartigen, kristallinen Einschlüsse in der Mitochondrienmatrix, die in Untersuchungen über die Nebenniere bisher nicht erwähnt wurden, kennt man in ähnlicher Ausformung z.B. von Nieren-, Leber- oder quergestreiften Muskelzellen. Besonders an normalen und pathologisch veränderten Leberzellen des Menschen und verschiedener Säugetiere hat man ähnliche Innenstrukturen in meist vergrößerten Mitochondrien oder Riesenformen vielfach beobachtet (Mugnaini, 1964; Svoboda u. Manning, 1964; Wills, 1965; Sandborn et al., 1966; Minio u. Gautier, 1967; Voelz, 1968; Sternlieb u. Berger, 1969; Themann u. Bassewitz, 1969; u.a.). Weder ihre funktionelle Bedeutung und genaue chemische Zusammensetzung ist bis heute geklärt, noch gelang ihre Zuordnung zu bestimmten Krankheitsabläufen. Diese Einschlüsse, deren Genese und Vermehrung mit einer Erweiterung der Matrix und der Bildung von Riesenmitochondrien parallel geht, sind Ausdruck einer spezifischen Chondriomreaktion auf besondere Stoffwechsel- und Synthesevorgänge in der Zelle.

Helikale Filamente treten in den Mitochondrien der Reticulariszellen beim Nutria im intracristalen Raum und zwischen äußerer und innerer Hüllmembran auf. Sie kommen meist in Einzahl vor, seltener beobachtet man in Anschnitten zwei parallel ausgerichtete Filamente. In Flachschnitten liegen sie in einer Ebene dicht gepackt nebeneinander. Die für die Mitochondrien von quergestreiften Muskelzellen bei einer ganzen Reihe von Myopathien typisch kristallin angeordneten Aggregate helikaler Elemente (Shy et al., 1966; Engel u. Dale, 1968; Schutta u. Armitage, 1969; u.a.) treten in dieser Form in der Nebenniere des Sumpfbibers nicht in Erscheinung. In Morphologie, Größe und Lokalisation ähnliche, spiralig aufgebaute Strukturen werden vereinzelt in verschiedenen Gewebearten normaler und geschädigter Zellen, aber ausschließlich nur bei der Ratte erwähnt (in Astrocyten: Mugnaini, 1964; in normalen Leberzellen: Behnke, 1965; Blecher, 1967; in pathologisch veränderten Leberzellen: Svoboda u. Higginson, 1964; Porta et al., 1965; Iseri et al., 1966; in Adamantoblasten: Jessen, 1967, 1968; und in Speicheldrüsenzellen: Hand, 1970). Neben den Deutungen der helikalen Filamente als Anzeichen von Veränderungen der Mitochondrienmembranen bzw. der Protein- und Phospholipidkomponenten, als morphologischer Ausdruck einer Synthese spezifischer Makromoleküle oder von Transportvorgängen vom Cytoplasma in die Mitochondrien, haben die Schlußfolgerungen von Blecher (1967) besondere Bedeutung. Auf Grund histochemischer Untersuchungen vermutet er, daß die Helices DNS- bzw. DNS-Proteinkomplexe enthalten. Somit könnte das Auftreten der helikalen Elemente in einzelnen Mitochondrien mit spezifischen Teilungsprozessen des Chondrioms gekoppelt sein, wie dies schon bei der Erörterung der Riesenmitochondrien angedeutet wurde. Daß man diese Innenstrukturen bis jetzt nur in verschiedenen Gewebeformen bei der Ratte beobachtet hat, hängt wohl, wie auch Hand (1970) bemerkt, mit der Tatsache zusammen, daß die Ratte als Laboratoriumstier bevorzugt zu Untersuchungen herangezogen wird. Nach unseren Beobachtungen kommen diese helikalen Filamente in vielen Mitochondrien verschiedener Rindenzellen nicht nur in der Nebenniere des Nutria, sondern auch beim Meerschweinchen und Chinchilla vor. In größerer Zahl und Ausdehnung fallen sie aber nur in Riesenmitochondrien auf.

Kerneinschlüsse

Fibrilläre, kristallin angeordnete Kerneinschlüsse, die lichtoptisch erstmalig gegen Ende des 19. Jahrhunderts in einzelnen Neuronen des zentralen und peripheren Nervensystems bei bestimmten Tierarten beobachtet wurden, haben in neuerer Zeit im Zusammenhang mit der Ultrastruktur von Neoplasien und Karyoplasmaveränderungen bei Virusinfektionen größeres Interesse gefunden. Elektronenoptisch wurde die fibrilläre Struktur dieser stabförmigen Kernareale zuerst von Siegesmund et al. (1964) in Nervenzellen des Bulbus olfactorius beim Kaninchen und Totenkopfäffchen aufgezeigt. Solche in ihrer Morphologie ähnlichen Einschlüsse wurden in den folgenden Jahren in verschiedenen Gewebearten bei Wirbeltieren, Wirbellosen und Pflanzen nicht nur unter normalen, sondern auch unter pathologischen und experimentellen Bedingungen beschrieben, ohne daß ihre Bedeutung oder Funktion geklärt werden konnte. In der Wirbeltierreihe werden solche Fibrillenbündel, die sich aus 60—80 Å dicken und bis zu 10 μ langen Filamenten zusammensetzen, in Kernen von Nerven-, Glia- und Ependymzellen erwähnt (Chandler, 1965; Karlsson, 1966; Masurovsky et al., 1966, 1967, 1968, 1970; Gambetti u. Gonatas, 1967; Hirano u. Zimmerman, 1967; Mugnaini, 1967; Sotelo u. Palay, 1968; Magalhães, 1968; Seïte, 1969, 1970; Dahl, 1970a; Dixon, 1970), weiterhin von Zellen des Nebenhodens (Horstmann, 1965), der Adenohypophyse (Salazar, 1963; Büttner u. Horstmann, 1968), des exokrinen und endokrinen Pankreas (Dahl, 1970a; Boquist, 1969), von Spermatogonien (Sohval et al., 1971), von Endothelzellen (Gambetti u. Gonatas, 1967), von Pinealzellen (Arstila u. Hopsu-Havu, 1967), von chromaffinen Zellen und Melanophoren (Lentz, 1967), von Thymocyten (Henry u. Petts, 1969) und von Reticulumzellen der Milz (Dahl, 1970a). Diese unter normalen Bedingungen auftretenden Kernkristalle scheinen viel häufiger vorzukommen, als man auf Grund der bisherigen Literaturangaben annehmen könnte. So beobachtete Magalhães (1968) z.B. solche Strukturen beim Kaninchen und der Ratte nicht nur in Ganglienzellen der Retina, sondern auch im Ciliarkörper, in der Nebennierenrinde und im Mark.

Unter pathologischen und experimentellen Bedingungen nimmt nicht nur die Zahl der stabförmigen Fibrillenbündel zu, sondern häufig auch ihr Kaliber. Dies wurde vor allem in Neoplasien, in verschiedenen Geweben nach bestimmten Virusinfektionen und nach Behandlung mit besonderen Pharmaka aufgezeigt (Chandler, 1965; Robertson u. Maclean, 1965; Masurovsky et al., 1966, 1967; Gambetti u. Gonatas, 1967; Périer et al., 1967; Murray u. Benitez, 1967; Jones, 1967; Popoff u. Stewart, 1968; Murphy et al., 1968; Brown et al., 1968; Patrizi u. Middelkamp, 1969a, b; Breese u. Otawa, 1969; Lane, 1969; Seïte, 1970; u.a.). Die kristallinen Fibrillenbündel wurden mit amitotischen Teilungsvorgängen in Zusammenhang gebracht, mit der Genese von DNS-Viren, mit Zellalterung und mit dem Transport von Stoffwechselprodukten ins Cytoplasma. Als unspezifische Kernstrukturen sind sie weder Ausdruck besonderer Krankheitsabläufe oder -phasen, noch an einen bestimmten Zelltyp oder eine Gewebeart, eine Species oder Tiergruppe gebunden.

Nach cytochemischen Untersuchungen enthalten sie keine RNS oder DNS (Lane, 1969; Kim et al., 1970; u.a.), es handelt sich nicht um Nucleoidfäden bestimmter Viren, wie vielfach angenommen wurde, sondern um Proteine, die sich im wesentlichen aus den Aminosäuren Thyrosin, Arginin, Lysin, Histidin und Tryptophan zusammensetzen (Masurovsky et al., 1970; Kim et al., 1970; u.a.). Auf die Eiweißnatur deuten neben der kristallinen Ausrichtung auch die relativ geringe Elektronendichte hin.

In Lokalisation und Ausdehnung, sowie Kaliber und Dichte zeigen die Kerneinschlüsse in den Rindenzellen vom Nutria Analogien zu denen, die in der oben aufgeführten Literatur beschrieben werden. Abgesehen von dem erhobenen Nebenbefund über das Vorkommen von Kernkristallen in der Nebennierenrinde von Kaninchen und Ratte (Magalhães, 1968), liegen unter den zahlreichen Untersuchungen über die Nebennierenrinde des Menschen und verschiedener Säuger weder an normalen, noch an experimentell aktivierten Organen Beobachtungen über diese Bildungen vor. Karyoplasmadifferenzierungen in Form von Sphäridien beschreiben Büttner u. Horstmann (1967) in der Nebennierenrinde bei einer Reihe von Wirbeltieren und Kjaerheim (1968a, b, c) beim Haushuhn. Kerneinschlüsse in unterschiedlicher Ausformung, die sich unter dem Einfluß von ACTH in Gestalt, Größe und Zahl als modifizierbar erwiesen, fanden Weber u. Frommes (1963) und Weber et al. (1963, 1964) in der Glomerulosa beim Kalb und Kjaerheim (1968c) in den Interrenalzellen beim Haushuhn. Da beim Nutria Kernkristalle in sehr unterschiedlich differenzierten Rindenzellen vorkommen, eine Zuordnung zu einer bestimmten Cytoplasmaorganisation nicht möglich ist, nehmen wir an, daß auf Grund abnormer Stoffwechselaktivität der Zelle in einer spezifischen Phase ein Proteindepot im Kern gebildet wird, das bei bestimmter Konzentration in Form von Kristallen zur Darstellung gelangt. Ein Übergang von Filamenten durch die Kernmembran ins Cytoplasma, der in Neuronen von mehreren Autoren nachgewiesen werden konnte (Masurovsky et al., 1970; Hirano u. Zimmerman, 1967; u.a.), ließ sich in Rindenzellen des Nutria nicht aufzeigen.

Filamente

Fasergeflechte unter der Zellmembran und Filamentbündel im Perikaryon, die sich aus 50—80 Å dicken Fibrillen zusammensetzen, werden gelegentlich in steroidbildenden Organen unter normalen und experimentellen Bedingungen in unterschiedlicher Zahl und Ausdehnung beschrieben, in Hodenzwischenzellen (Rippenmolch: Picheral, 1968a; Taube: Fawcett, 1969; Eidechse: della Corte et al., 1969; Meerschweinchen: Black u. Christensen, 1969; Ratte: Leeson, 1963; Koizumi, 1965; Kaninchen: Koizumi, 1965; Schwein: Belt u. Cavazos, 1967; Unsicker, 1970; Mensch: Fawcett u. Burgos, 1960; Cervós-Navarro, 1964; de Kretser, 1967a, b; Murakami et al., 1968), in Luteinzellen (Haushuhn: Dahl, 1970b, 1971a, b; Waschbär: Sinha u. Seal, 1970b; Mensch: Green et al., 1967; Gillim et al., 1969a, b; Adams u. Hertig, 1969a, b; Crisp et al., 1970) und nur selten in Rindenzellen der Nebenniere (Goldfisch: Ogawa, 1967; Feuersalamander: Berchtold, 1969; Grasfrosch: Pehlemann, 1968; Haushuhn: Kjaerheim, 1968a; Maus: Sato, 1968; Hamster: Yates, 1966; Fawcett, 1969; Ratte: Nickerson et al., 1970). Über die Funktion der cytoplasmatischen Filamentgeflechte ist nichts bekannt. Sie werden als Merkmal eines geringen Differenzierungsgrades der Zelle gewertet, mit der Regelung von Absorptionsmechanismen und Sekretionsvorgängen an der Zelloberfläche in Beziehung gesetzt, als Cytoskelet aufgefaßt, als kontraktile Zellelemente für Zellbewegungen verantwortlich gemacht oder in neuerer Zeit in Anlehnung an die Arbeiten von Pehlemann (1968) und Boddingius (1970) als Schnürungsmaterialien amitotischer Teilungsvorgänge gedeutet (Unsicker, 1970). Von Interesse sind in diesem Zusammenhang die Untersuchungen von Nickerson et al. (1970), die 70—80 Å dicke Filamente in großer Zahl, — meist das gesamte Grundcytoplasma einnehmend — nach Androgenbehandlung in der Nebennierenrinde der Ratte beschreiben. Mit dem Hinweis auf experimentelle Arbeiten mit Mitosehemmern sehen die Autoren im massiven Auftreten von Filamenten nach Androgengaben eine Mitosehemmung in den Zellen der Zona fasciculata und reticularis. Während Bilder amitotischer Teilungsmechanismen in den inneren Rindenschichten beim Nutria nicht beobachtet werden konnten, zeichnet sich die Reticularis aller untersuchten Individuen häufig durch Zweikernigkeit der Zellen aus. Dies könnte möglicherweise Ausdruck solcher Prozesse sein. Erwähnenswert ist weiterhin, daß außer Masurovsky et al. (1970) und Hirano u. Zimmerman (1967), die einen direkten Übergang von Kernfilamenten ins Cytoplasma nachweisen, Arstila u. Hopsu-Havu (1967), Masurovsky et al. (1966), Mugnaini (1967) und Murray u. Benitez (1967) neben Kernkristallen auch Filamentbündel im Perikaryon beschreiben.

150 Å dicke Filamente in kristalliner Anordnung wurden bisher in der Nebennierenrinde nicht beobachtet. Morphologisch ähnliche, allerdings tubulär differenzierte Elemente erwähnt Sato (1968) in der Nebennierenrinde der Maus, und zwar in Zellen der sog. X-Zone, Hatakeyama (1965) in Leydigschen Zwischenzellen und Merkow et al. (1970) in neoplastischen Hiluszellen des Ovars beim Menschen. Es ist bekannt, daß gewisse Zellkomponenten, wie z.B. Phospholipide, Proteine, Cholesterinderivate u.a. unter bestimmten Voraussetzungen kristalline Strukturen bilden. Auf Grund der geringen Elektronendichte wird in diesen hexagonal ausgerichteten Filamenten spezifisches Proteinmaterial gesehen, dessen funktionelle Bedeutung im Stoffwechselgeschehen der Reticulariszellen unklar ist.

Glykogen

Beim Nutria variiert der Glykogengehalt und die Lokalisation der Partikel von Zelle zu Zelle und in den einzelnen Rindenzonen, weiterhin bestehen deutliche intraspezifische Unterschiede. Bei einigen Individuen lassen sich in den inneren Rindenschichten alle Stadien einer Glykogenbeladung von gelegentlichem Auftreten der β-Partikel bis hin zu flächenhafter Ausdehnung von α-Partikeln im Cytoplasma verschiedener Zellen aufzeigen, die parallel mit einer Abnahme der hochorganisierten Membransysteme und einer Auflockerung bzw. Reduktion des tubulären Maschenwerks des glatten ER einhergehen. Diese markwärts zunehmende Glykogenspeicherung in Gestalt von β- und α-Partikeln ist von Interesse, da sie in diesem Ausmaß bisher von Nebennierenrindenzellen nicht bekannt wurde. Während in der Nebennierenrinde von Feten und Neugeborenen Glykogengranula im Zusammenhang mit der postnatalen Differenzierung und Cytoplasmaorganisation häufiger auftreten (Enders et al., 1966; Kahri, 1968; Fawcett et al., 1969; u.a.), findet man über das Vorkommen einzelner und im Cytoplasma verstreut liegender β-Granula in Organen adulter Tiere unter den zahlreichen Untersuchungen nur wenige Angaben (Feuersalamander: Picheral, 1968b; Haushuhn: Kjaerheim, 1968a; Kaninchen: Cotte et al., 1963a; Igel: Lindner, 1966; Ratte: Idelman, 1966; Friend u. Brassil, 1970; Rhodin, 1971; nach Corticosterongaben: Nussdorfer u. Mazzocchi, 1970; Rhodin, 1971). Größere Glykogenmengen im Grundcytoplasma haben nur Long u. Jones (1967a) in der Glomerulosa und Reticularis der Nebenniere des Menschen festgestellt, während Picheral (1968b) und Berchtold (1969) beim Feuersalamander besonderen Glykogenreichtum nur intramitochondral in den Interrenalzellen aufzeigen konnten. Dies ist um so erstaunlicher, weil lichtoptisch in der Fasciculata und besonders in der Reticularis reichlich Glykogen bei verschiedenen Säugern und dem Menschen nachgewiesen wurde (Planel u. Guilhem, 1956a, b; Nicander, 1957; Hunt u. Hunt, 1959; Cohen u. Crawford, 1962; u.a.). Obgleich beträchtliche Speciesunterschiede vorliegen und nicht zuletzt die Verteilung und Menge des Glykogens von der ACTH-Ausschüttung und bestimmten Stressgeschehen abhängig ist, lassen sich diese Unterschiede möglicherweise mit einer partiellen Extraktion des Glykogens auf Grund inäquater Fixierungstechnik und -mittel bei der Präparation der Nebenniere für die elektronenoptische Untersuchung erklären oder mit der leichten Verwechselbarkeit der β-Granula mit freien Ribosomen, wie dies Long u. Jones (1967b) oder Bjersing et al. (1970a, b) andeuten, denn den genannten Autoren gelang der Nachweis von Glykogen elektronenoptisch nicht, obwohl größere Glykogenmengen in der Nebenniere des Opossums bzw. in regressiv veränderten Luteinzellen des Schafes histochemisch dargestellt werden konnten.

Da Glykogen eng mit der Stoffwechselaktivität der Rindenzellen verknüpft ist, läßt sich an Glykogengehalt und -verteilung bis zu einem gewissen Grad der Funktionsstatus der Zelle bzw. der Nebennierenrinde ableiten. Einer der möglichen Stimulationsmechanismen von ACTH auf die Nebennierenrinde wird in einer Aktivierung des Glykogenabbaus gesehen, — in einer spezifischen Stimulation der Phosphorylaseaktivität und der Bildung von Adenosin-3.5-monophosphat —, und der damit verknüpften und vermehrten Bildung von NADPH, das für die speziell in der Mikrosomenfraktion ablaufenden Hydroxylierungen bei der Steroidsynthese von Bedeutung ist. Da Phosphorylase und Glucose-6-phosphat-Dehydrogenase bei Ratte, Meerschweinchen und anderen Säugern vor allem in den inneren Rindenschichten lokalisiert sind, die letztere im Vergleich zu allen bisher untersuchten Organen in der Nebennierenrinde die höchste Aktivität aufweist, kommt der Glykolyse bzw. dem Pentosephosphatcyclus als einer Quelle von Energie und dem an den einzelnen Syntheseschritten im glatten ER beteiligten NADPH besondere Bedeutung im Stoffwechsel der inneren Rindenschichten zu (Haynes u. Berthet, 1957; Cohen, 1961; Cohen u. Crawford, 1962; Arvy, 1963; Meusers, 1966; Jones et al., 1970; Nussdorfer u. Mazzocchi, 1970; Sottocasa u. Sandri, 1970; u.a.). Anhäufungen von Glykogen werden in Rindenzellen als Zeichen einer Inaktivierung oder Regression gewertet, während man das Fehlen der Granula als Indikation einer Stimulierung deutet. Da die Glykogenverteilung beim Nutria in den verschiedenen Rindenzellen eng mit der Ausbildung und Differenzierung des glatten ER verknüpft ist, stellt nicht nur die Organisation und der Reichtum des glatten ER ein auffallendes Merkmal für die Beurteilung des jeweiligen funktionellen Status einer Zelle dar, sondern auch bei guter Fixierung (Perfusion) und schneller Entwässerung der Gewebestücke der Gehalt an β- und α-Partikeln. Die zunehmende Glykogenbeladung der Reticulariszellen bzw. die von der Norm abweichende Glykogenspeicherung wird als Zeichen einer fortschreitenden Inaktivierung bzw. Regression der Zellen gedeutet und als Ausdruck einer Schädigung des Gesamtkohlehydratstoffwechsels oder einzelner Enzymsysteme gesehen, die beim Glykogenabbau und der Biogenese von Membrankomponenten eine Rolle spielen.

V. Zusammenfassende Darstellung

Der feinstrukturelle Aufbau der einzelnen Reticulariszellen zeigt eine außerordentlich große Variationsbreite in der morphologischen Differenzierung der Zellorganellen. Die extreme Plastizität des glatten ER und der Mitochondrien in Ausformung und Verteilung gestattet die Bestimmung einer Vielzahl von Zelltypen, deren Häufigkeit in der gesamten Reticularis individuell bemerkenswerten Schwankungen unterliegt. Ausgehend von einem Zelltyp mit gleichmäßiger Verteilung der kleinen, runden Mitochondrien, der Lipoidtropfen, Polyribosomen, Glykogenpartikel und des noch gering entwickelten, tubulär ungeordneten glatten ER, fallen in zentraler Richtung Zellen mit großen Kernen und Nucleolen auf, die sich durch fortschreitende Polarisierung der Zellorganellen auszeichnen, bedingt durch die Genese von Membranaggregaten des glatten ER mit unterschiedlich komplexer Konfiguration der Einzeltubuli. In Verbindung mit dem Größenwachstum der Zelle geht die Abnahme der Glykogenpartikel, der Lipoidtropfen und die Ausbildung einer sehr heterogenen Mitochondrienpopulation einher, die sich durch verschiedene Gestaltungstypen, Riesenformen, Verdichtung der Matrix, Vorherrschen von Tubuli als Innenstrukturen, Auftreten von Filamenten und homogenen Einschlüssen auszeichnet. Bei einigen Individuen beobachtet man an der Mark-Rinden-Grenze Zelltypen, für die eine geringe Zellgröße, geschrumpfte Kerne, eine weitgehend gleichmäßige Verteilung der matrixreichen Mitochondrien und Tubuli des glatten ER charakteristisch sind, weiterhin die periphere Lage der wenigen, großen Lysosomen, die Abnahme der Ribosomen und der zunehmend hohe Glykogengehalt.

Obgleich die morphologische Untersuchung der Nebennierenrinde mehrerer Individuen eine Beurteilung des „normalen“ Funktionsstatus nur in gewissen Grenzen zuläßt und in der Merkmalsbewertung aktiver und inaktiver steroidbildender Zellen die Meinungen weit auseinandergehen, was nicht nur auf unterschiedliche Fixierungstechnik und heterogenes Untersuchungsgut im Hinblick auf Alter, Geschlecht und Ernährung der Tiere, sondern auch auf beträchtliche Speciesunterschiede zurückzuführen ist, stellt die Ausdifferenzierung einer solchen Vielfalt an Zelltypen, die als hyperaktiv bis in Regression befindlich gewertet werden, das Zeichen einer kurzfristigen Hyperfunktion oder Überbelastung des Organs dar.

Hauptbestandteil und auffallendstes Merkmal der Reticulariszellen in der Nebennierenrinde des Nutria ist das glatte ER, das durch ungewöhnlich hohe Entfaltung und bemerkenswerte Spielbreite an Organisationsformen der Einzeltubuli gekennzeichnet ist. Der Entwicklungsgrad des glatten ER ist in steroidbildenden Zellen morphologischer Ausdruck der Zellaktivität und Syntheseleistung an Steroidhormonen und Vorstufen. Mit der Proliferation von Membranen geht eine Steigerung der mikrosomalen Enzymtätigkeit, eine erhöhte Bereitstellung von Phospholipiden und Strukturproteinen und vermehrter Einbau freien Cholesterols (Meneghelli et al., 1970) einher. Die Membranaggregate unterschiedlichen Organisationsgrades werden in der Nebennierenrinde des Nutria als Zeichen einer Funktionssteigerung, einer hohen Stoffwechselrate und aktiven Steroidsynthese gewertet und ihre Abnahme gekoppelt mit Veränderungen am Chondriom als erster Ausdruck einer Regression der Zellen gedeutet.

Im Hinblick auf den Cytoplasmaanteil und die Ausformung des glatten ER manifestieren sich in der Nebennierenrinde nicht nur funktionell bedingte Differenzen, sondern auch bemerkenswerte Speciesunterschiede. Man beobachtet geringe Differenzierung des glatten ER in den Rindenzellen z.B. beim Hamster (Yates, 1965), vermehrte Entfaltung z.B. bei der Ratte (Idelman, 1966) und höhere Ausprägung z.B. beim Menschen (Long u. Jones, 1967a). Die bisher höchste Entwicklungsstufe des glatten ER wurde in den Leydigschen Zwischenzellen beim Meerschweinchen beobachtet, und zwar in Form von Wickeln (Christensen, 1965). Ähnlich hohe Ausprägung des glatten ER liegt nach eigenen, unveröffentlichten Untersuchungen beim Meerschweinchen in der Reticularis und in Granulosaluteinzellen des Ovars vor. Die Sonderstellung dieser beiden südamerikanischen Nager im Hinblick auf ihre Nebennierenstruktur wird auch durch Gewichtsmessungen offenbar. Im Vergleich zu allen bisher untersuchten Säugetieren und Nagern besitzen Meerschweinchen und Sumpfbiber die relativ schwersten Nebennieren (Gorgas, 1967), was auf die besondere Rindenentwicklung zurückzuführen ist, und möglicherweise mit dem hohen Anteil an Membranen des glatten ER im Zusammenhang steht. Solch variable, funktionell und genetisch bedingte Differenzierung des glatten ER spiegelt wahrscheinlich nicht nur im intra- und supraspezifischen Bereich Unterschiede in der quantitativen Zusammensetzung der gebildeten Steroidhormone (Kittinger u. Beamer, 1969) und in der Produktions- bzw. Ausschüttungsrate (Long u. Jones, 1967a) wider, sondern auch die Fähigkeit einer Eigensynthese von Cholesterol (Christensen, 1965).

In den Membranen des glatten ER sind eine Reihe von Fermenten lokalisiert, die bei der Biosynthese der Steroide eine wesentliche Rolle spielen, wie dies neuerdings Inano et al. (1969) nach elektronenmikroskopischer Kontrolle der glatten Membrananteile aus der Mikrosomenfraktion bestätigt haben. Die Syntheseschritte zur Bildung des Cholesterols und von Pregnenolon z.B. zum Androstenedion spielen sich ausschließlich in der Mikrosomenfraktion ab, während die Umwandlung von Desoxycorticosteron zu Corticosteron oder Aldosteron an in Mitochondrien lokalisierte Fermente gebunden ist. Sieht man im glatten ER ein System für den intracellulären Transport, für die kurzfristige Speicherung von Synthesevorstufen und -produkten und deren Ausschleusung, so kommen den verschiedenen, komplexen Konfigurationen des glatten ER in den Rindenzellen beim Nutria spezifische Bedeutung zu. Durch die Untersuchungen von Luzzati u. Huson (1962), Stockenius (1962), Lucy u. Glauert (1964), Glauert (1965), Ruska u. Ruska (1970), Mrena et al. (1970), u.a. wissen wir, daß sich eine komplexe Ordnung lamellärer, tubulärer, hexagonaler und helikaler Strukturen in künstlichen Lipoidgemischen durch spontane Aggregation aus Lecithin, Cholesterin und Saponin bilden kann. Williamson (1969) hat neuerdings multilamelläre, zylindrische Strukturen, deren Durchmesser 400—1300 Å und deren Länge 1,3 μ beträgt, als Reaktionsprodukt des freien Cholesterols mit Digitonin beschrieben. Unter Berücksichtigung der Sonderstellung der Nebennierenrinde des Nutria werden möglicherweise unter akuter, kurzfristiger Belastung des endokrinen Systems — die wahrscheinlich, wie schon angedeutet, durch Einfangen der Tiere, inadäquater Ernährung, etc. ausgelöst wird — im glatten ER Abläufe der Biosynthese bzw. Ausschleusung von Corticoiden morphologisch in Form von unterschiedlich gestalteten Tubuliaggregaten sichtbar, deren chemische Zusammensetzung und Bedeutung als Reaktionsprodukt verschiedener Abläufe biochemische Untersuchungen zu klären haben.

Unter den Modifikationen des glatten ER fallen beim Sumpfbiber besonders die sternförmigen und doppelwandigen Tubulinstrukturen auf, die lichtoptisch die sog. ,,Corps sidérophiles" verkörpern. Als siderophile Einschlüsse imponieren weiterhin die lichtoptisch als Kugeln erscheinenden kristalloid organisierten Membrankomplexe und die kristallnadelähnlichen Riesenmitochondrien mit homogenen, granulären und filamentären Strukturen. Somit finden die lichtoptisch beschriebenen Unterschiede im färberischen und histochemischen Verhalten und die Diskussion über Bedeutung und Ursprung der siderophilen oder fuchsinophilen Körper als Mitochondrien oder Ergastoplasmaelemente ihre Erklärung.

Zusammenfassung

Merkmal der inneren Rindenregion der Nebenniere des Sumpfbibers (*Myocastor coypus* Molina) ist eine auffallende Vielfalt an Zelltypen, die sich in der Differenzierung ihrer Zellorganellen wesentlich unterscheiden und eine extreme Plastizität des glatten ER und der Mitochondrien in Verteilung und Ausformung verdeutlichen.

In fasciculatanahen Abschnitten bilden sich unter Abnahme der Lipoidtropfen und Entfaltung einer heterogenen Mitochondrienpopulation Komplexe tubulärer Elemente des glatten ER aus, die zur Mark-Rinden-Grenze unterschiedliche Ordnung und Dichte aufweisen. Es treten nebeneinander und unabhängig voneinander Membranaggregate in den Reticulariszellen auf, die sich aus ungeordneten, anastomosierenden Profilen zusammensetzen, aus parallel ausgerichteten, quadratisch dicht gepackten Tubuli (Typ I), aus konzentrisch verlaufenden, gefensterten Platten (Typ II), aus kristalloid organisierten, hexagonal dicht gepackten Tubulisystemen (Typ III), aus sternförmigen und doppelwandigen Strukturelementen (Typ IV und V), die kleinere Areale oder das gesamte Cytoplasma einnehmen und eine fortschreitende Polarisierung der Organellen und Zelleinschlüsse bedingen. Die Membrankomplexe mit höchstem Ordnungsgrad und spezifischer dichter Packung fallen lichtoptisch als siderophile Einschlüsse auf. Die polymorphen, unter dem Begriff „Corps sidérophiles" vielfach lichtoptisch beschriebenen Einschlüsse der sog. dunklen Zellen verkörpern Komplexe sternförmiger und doppelwandiger Tubuli, die als stabile, in ihrer Ausprägung weitgehend von der Fixierungstechnik unabhängige Einheiten und Gefüge in Erscheinung treten. Die kugelförmigen Körper an der Fasciculatagrenze stellen sich als Membranaggregate des III. Typs dar und die kristallnadelähnlichen, siderophilen Elemente in peripheren Reticularisregionen als Riesenmitochondrien bis zu einer Länge von 20 und 25 μ, die stets durch zahlreiche osmiophile, homogene Einschlüsse und kristallin ausgerichtete Filamente im Matrixraum und durch helikale Strukturen im intracristalen Raum und zwischen innerer Hüllmembran gekennzeichnet sind. An Innenstrukturen treten in den runden, stabartigen oder schüsselförmigen Mitochondrien Cristae und Tubuli auf, deren Verhältnis im Chondriom weitgehend vom Entwicklungsgrad des glatten ER und somit vom Funktionsstatus der Zelle bestimmt wird. Neben ausgeprägten Golgiregionen mit Vesikeln und Stachelsaumbläschen, geringer Zahl an Lipoidtropfen und variablem Gehalt an Lysosomen, die gelegentlich kristallähnliche, rechteckige Strukturen enthalten, kommen in einigen Reticulariszellen stabförmige Kernkörper, kristallin ausgerichtete Filamentbündel im Cytoplasma und vermehrt Glykogen in Form von β- und α-Partikeln vor.

Die Vielfalt der Zelltypen und die besonderen Modifikationen des Karyoplasmas, der Organellen und Zelleinschlüsse werden als Ausdruck eines Differenzierungsgeschehens in Korrelation zur Zellfunktion gesehen und als Zeichen einer gesteigerten Stoffwechselaktivität des Organs, die möglicherweise durch akuten Stress ausgelöst wird. Ihre Bedeutung wird in Verbindung mit der Sonderstellung der Nebenniere des Nutria und mit neueren biochemischen Ergebnissen über die Steroidsynthese diskutiert.

The Ultrastructure of the Zona reticularis of the Adrenal Cortex from Nutria, *Myocastor coypus* Molina, with Special Reference to the So-Called Dark Cells

Summary

The main feature of the inner region of the nutria adrenal cortex (*Myocastor coypus* Molina) is a striking variety of cell types which differ essentially in the differentiation of their organelles and reflect the extreme plasticity of smooth ER and mitochondria in distribution and structure.

In the regions near the zona fasciculata complexes of tubular elements of smooth ER are formed, which show different array and close packing in the direction to the cortex-medulla-border. The number of lipid droplets decrease and the cells are characterized by a heterogenous population of mitochondria. Membranous aggregates, built of interconnecting and loosely arranged profiles, of tubules in quadratic close packing running parallel to one another (type I), of concentric, fenestrated cisterns arranged in whorls (type II), of crystalloid organized, hexagonal closely packed systems of tubules (type III), of star-like or of double-walled elements (type IV and V), appear side by side or independent from each other in the reticularis cells. They occupy several smaller areas or the most of the cytoplasm involving a proceeding polarisation of the organelles and inclusions of the cell. The membrane systems with the highest degree of array and specific close packing appear under light microscope as siderophilic inclusions. The polymorphous inclusions of the so-called "dark cells", often described by the term "corps sidérophiles", represent aggregates consisting of star-like and double-walled tubules. These tubular elements appear as stable units and structures, which are largely independent in their appearance due to different fixation procedures. The spherical bodies at the border to the zona fasciculata represent membranous aggregates of the third type; the needle-like bodies in peripheral regions of the zona reticularis are giant mitochondria up to a length of 20 and 25 μ, which are always characterized by the abundance of osmiophilic, homogenous inclusions and filaments in crystalline arrangement within their matrices and by helical structures within their intracristal spaces and between their inner and outer membranes. The internal membranes in the round, rod- or cup-shaped mitochondria are tubular and lamelliform cristae. The proportion of them in the chondriom is largely determined by the degree of the development of smooth ER and consequently by the functional status of the cell. The reticularis cells contain elaborate Golgi complexes with small and coated vesicles, low numbers of lipid droplets and variable content of lysosomes, which enclose occasionally peculiar, rectangular bodies. In some of these cells occur further rod-shaped nuclear bodies, bundles of filaments in crystalline arrangement within the cytoplasm and an increased number of glycogen particles in the β- and α-form.

The variety of cell types and the special modifications of the caryoplasm, of the organelles and inclusions of the cells are thought to be the expression of a process of differentiation in correlation to the cellular function, and to be the sign of an increased metabolic activity of the cell possibly initiated by an acute stress. Their significance is discussed in relation to the special position of the adrenals of the nutria and to the recent biochemical results of the steroid biosynthesis.

Literatur

Abolinš-Krogis, A.: Alterations in the fine structure of cytoplasmic organelles in the hepatopancreatic cells of shell-regenerating snail, Helix pomatia L. Z. Zellforsch. **108**, 516—529 (1970).

Adams, E. C., Hertig, A. T.: Studies on the human corpus luteum. I. Observations on the ultrastructure of development and regression of the luteal cells during the menstrual cycle. J. Cell Biol. **41**, 696—715 (1969a).

— — Studies on the human corpus luteum. II. Observations on the ultrastructure of luteal cells during pregnancy. J. Cell Biol. **41**, 716—735 (1969b).

Altner, H., Ernst, K.-H., Karuhize, G.: Untersuchungen am Postantennalorgan der Collembolen (Apterygota). I. Die Feinstruktur der postantennalen Sinnesborste von Sminthurus fuscus (L.). Z. Zellforsch. **111**, 263—285 (1970).

Andres, K. H.: Über die Feinstruktur besonderer Einrichtungen in markhaltigen Nervenfasern des Kleinhirns der Ratte. Z. Zellforsch. **65**, 701—712 (1965).

Arnold, M., Guckes, H., Tölken, M.: Atypische Mitochondrien in der Nebenniere des Goldhamsters. In: Beiträge zur Licht- und Elektronenmikroskopie. (Zum 150. Geburtstag von Carl Zeiss am 11. Sept. 1966), S. 80—82. Stuttgart 1966.

Arstila, A. U., Hopsu-Havu, V. K.: Nuclear and cytoplasmic microfilaments in the pineal chief cells of the rat. Z. Zellforsch. **80**, 22—28 (1967).

Arvy, L.: Histo-enzymologie des glandes endocrines. Paris: Gauthier-Villars 1963.

Ashworth, C. T., Race, G. J., Mollenhauer, H. H.: Study of functional activity of adrenocortical cells with electron microscopy. Amer. J. Path. **35**, 425—437 (1959).

Bachmann, R.: Über die Nebennierenrinde des Meerschweinchens während der Tragzeit. Z. mikr.-anat. Forsch. **45**, 157—178 (1939).

— Die Nebenniere. In: Handbuch der mikroskopischen Anatomie des Menschen, Bd. 6/5. Berlin-Göttingen-Heidelberg: Springer 1954.

Baerwald, R. J., Boush, G. M.: Fine structure of the hemocytes of Periplaneta americana (Orthoptera: Blattidae) with particular reference to marginal bundles. J. Ultrastruct. Res. **31**, 151—161 (1970).

Banfield, W. G., Kasnic, G., Blackwell, J. H.: Further observations on the virus of epizootic diarrhea of infant mice. Virology **36**, 411—421 (1968).

Bassot, J.-M.: Présence dans les photocytes des Annélides Polynoinae, d'une forme paracristalline de réticulum endoplasmique. C. R. Acad. Sci. (Paris) **259**, 1549—1552 (1964).

— Une forme microtubulaire et paracristalline de réticulum endoplasmique dans les photocytes des Annélides Polynoinae. J. Cell Biol. **31**, 135—158 (1966).

— Martoja, R.: Données histologiques et ultrastructurales sur les microtubules cytoplasmiques du canal éjaculateur des insectes Orthoptères. Z. Zellforsch. **74**, 145—181 (1966).

Behnke, O.: Helical filaments in rat liver mitochondria. Exp. Cell Res. **37**, 687—689 (1965).

Bell, M.: A comparative study of sebaceous gland ultrastructure in subhuman primates. I. Galago crassicaudatus, G. senegalensis and G. demidovii. Anat. Rec. **166**, 213—224 (1970).

Belt, W. D.: The origin of adrenal cortical mitochondria and liposome: a preliminary report. J. biophys. biochem. Cytol. **4**, 337—340 (1958).

— Cavazos, L. F.: Fine structure of the interstitial cells of Leydig in the boar. Anat. Rec. **158**, 333—350 (1967).

— — Fine structure of the interstitial cells of Leydig in the squirrel monkey. Anat. Rec. **166**, 276 (1970).

— Pease, D. C.: Mitochondrial structures in sites of steroid secretion. J. biophys. biochem. Cytol., Suppl. **2**, 369—374 (1956).

Berchtold, J.-P.: Contribution à l'étude ultrastructurale des cellules interrénales de Salamandra salamandra L. (Amphibien Urodèle). I. I. Conditions normales. Z. Zellforsch. **102**, 357—375 (1969).

— Contribution à l'étude ultrastructurale des cellules interrénales de Salamandra salamandra L. (Amphibien Urodèle). II. Action de l'ACTH endogène. Z. Zellforsch. **110**, 517—539 (1970).

Bjersing, L.: The ultrastructure of corpus luteum, ovarian follicles and isolated granulosa cells. Acta path. microbiol. scand. **66**, 270 (1966).

— On the ultrastructure of granulosa lutein cells in porcine corpus luteum with special reference to endoplasmic reticulum and steroid hormone synthesis. Z. Zellforsch. **82**, 187—211 (1967).

— Hay, M. F., Moor, R. M., Short, R. V.: Endocrine activity, histochemistry and ultrastructure of ovine corpora lutea. II. Observations on regression following hysterectomy. Z. Zellforsch. **111**, 458—470 (1970 a).

— — — Deane, H. W.: Endocrine activity, histochemistry and ultrastructure of ovine corpora lutea. I. Further observations on regression at the end of the oestrus cycle. Z. Zellforsch. **111**, 437—457 (1970 b).

Black, V. H., Christensen, A. K.: Differentiation of interstitial cells and Sertoli cells in fetal guinea pig testes. Amer. J. Anat. **124**, 211—238 (1969).
Blanchette, J.: Ovarian steroid cells. II. The lutein cell. J. Cell Biol. **31**, 517—542 (1966).
Blecher, S. R.: Mitochondrial chromosomes. Curr. Mod. Biol. **1**, 249—255 (1967).
Bloodworth, J. M. B., Jr., Powers, K. L.: The ultrastructure of the normal dog adrenal. J. Anat. (Lond.) **102**, 457—476 (1968).
Bockman, D. E., Winborn, W. B.: Ultrastructure of thymic myoid cells. J. Morph. (Lond.) **129**, 201—210 (1969).
Boddingius, J.: An argyrophil fibrillar system and amitotic nuclear division in pars intermedia cells of the rainbow trout (Salmo irideus). Z. Zellforsch. **108**, 59—80 (1970).
Bohman, S.-O., Maunsbach, A. B.: Effects on tissue fine structure of variations in colloid osmotic pressure of glutaraldehyde fixatives. J. Ultrastruct. Res. **30**, 195—208 (1970).
Boquist, L.: Intranuclear rods in pancreatic islet β-cells. J. Cell Biol. **43**, 377—381 (1969).
Breese, S. S., Jr., Ozawa, Y.: Intracellular inclusions resulting from infection with African horsesickness virus. J. Virol. **4**, 109—112 (1969).
Brenner, R. M.: Fine structure of adrenocortical cells in adult male rhesus monkeys. Amer. J. Anat. **119**, 429—454 (1966).
Brinkman, G.: The mast cell in normal human bronchus and lung. J. Ultrastruct. Res. **23**, 115—123 (1968).
Bröcker, E.-B.: Die Lipoidtropfen in der Nebennierenrinde der weiblichen Maus und Beziehungen ihrer Größenverteilung zum Zyklus. Z. Zellforsch. **113**, 188—202 (1971).
Brown, W. J., Kotorii, K., Riehl, J.-L.: Ultrastructural studies in myoclonus epilepsy (clinical Unverricht-Lafora's disease). Neurology (Minneap.) **18**, 427—438 (1968).
Bucciarelli, E., Rabotti, G. F., Dalton, A. J.: Ultrastructure of meningeal tumors induced in dogs with Rous sarcoma virus. J. nat. Cancer Inst. **38**, 359—381 (1967).
Büttner, D. W., Horstmann, E.: Haben die Sphaeridien in den Zellkernen kranker Gewebe eine pathognomonische Bedeutung? Virchows Arch. path. Anat. **343**, 142—163 (1967).
— — Stabförmige Strukturen im Interphasenkern von Epithelgeweben. Exp. Cell Res. **49**, 686—687 (1968).
Carr, I., Carr, J.: Membranous whorls in the testicular interstitial cell. Anat. Rec. **144**, 143—147 (1962).
Carsten, P. M.: Elektronenmikroskopische Probleme bei Strukturdeutungen von Einschlußkörpern im menschlichen Corpus luteum. Arch. Gynäk. **200**, 552—568 (1965).
Cerro, M. P. del, Snider, R. S.: Studies on Dilantin® intoxication. I. Ultrastructural analogies with the lipoidoses. Neurology (Minneap.) **17**, 452—466 (1967).
Cervós-Navarro, J., Tonutti, E., Bayer, J. M.: Elektronenmikroskopische Untersuchung eines androgenbildenden Leydigzelltumors. Endokrinologie **47**, 23—51 (1964).
Chandler, R. L.: Demonstration of a porcine adenovirus by electron microscopy. Virology **25**, 143—145 (1965).
Chandra, S.: Undulating tubules associated with endoplasmic reticulum in pathologic tissues. Lab. Invest. **18**, 422—428 (1968).
Christensen, A. K.: The fine structure of testicular interstitial cells in guinea pigs. J. Cell Biol. **26**, 911—935 (1965).
— Fawcett, D. W.: The normal fine structure of opossum testicular interstitial cells. J. biophys. biochem. Cytol. **9**, 653—670 (1961).
— — The fine structure of testicular interstitial cells in mice. Amer. J. Anat. **118**, 551—572 (1966).
Cohen, R. B.: The histochemical distribution and metabolic significance of glucose-6-phosphate dehydrogenase activity, glycogen and lipid in the stimulated adrenal cortex. Endocrinology **68**, 710—715 (1961).
— Crawford, J. D.: Distribution of glycogen, lipid and glucose-6-phosphate dehydrogenase activity in the adrenal cortex of the sodium-depleted rat: A histochemical study. Endocrinology **71**, 847—852 (1962).
Cohéré, G., Brechenmacher, C., Mayer, G.: Variations des ultrastructures de la cellule lutéale chez la Ratte au cours de la grossesse. J. Microscopie **6**, 657—670 (1967).
Colonnier, M.: On the nature of intranuclear rods. J. Cell Biol. **25**, 646—653 (1965).

Corte, F. della, Galgano, M., Varano, L.: Osservazioni ultrastrutturali sulle cellule di Leydig di Lacerta s. sicula Raf. in esemplari di gennaio e di maggio. Z. Zellforsch. **98**, 561—575 (1969).

Costa, C. A. da: La sidérophilie des cellules cortico-surrénales; sa signification cytochimiques. Verh. anat. Ges. (Jena) **50**, 137—139 (1952).

Cotte, G.: Quelques problèmes posés par l'ultrastructure des lipides de la cortico-surrénale. J. Ultrastruct. Res. **3**, 186—209 (1959).

— Michel-Béchet, M., Picard, D., Haon, A. M.: Étude comparative, en microscopie électronique, de la cortico-surrénale du cobaye, de la lapine, et du hamster. Ann. Endocr. (Paris) **24**, 1040—1043 (1963).

Crabo, B.: Fine structure of the interstitial cells of the rabbit testis. Z. Zellforsch. **61**, 587—604 (1963).

Crisp, T. M., Dessouky, A. D., Denys, F. R.: The fine structure of the human corpus luteum of early pregnancy and during the progestational phase of the menstrual cycle. Amer. J. Anat. **127**, 37—70 (1970).

Dahl, E.: The fine structure of nuclear inclusions. J. Anat. (Lond.) **106**, 255—262 (1970a).

— Studies of the fine structure of ovarian interstitial tissue. 2. The ultrastructure of the thecal gland of the domestic fowl. Z. Zellforsch. **109**, 195—211 (1970b).

— Studies of the fine structure of ovarian interstitial tissue. 4. Effects of steroids on the thecal gland of the domestic fowl. Z. Zellforsch. **113**, 111—132 (1971a).

— Studies of the fine structure of ovarian interstitial tissue. 5. Effects of gonadotropins on the thecal gland of the domestic fowl. Z. Zellforsch. **113**, 133—156 (1971b).

Davies, J., Broadus, C. D.: Studies on the fine structure of ovarian steroid-secreting cells in the rabbit. I. The normal interstitial cells. Amer. J. Anat. **123**, 441—474 (1968).

Dierks, R. E., Murphy, F. A., Harrison, A. K.: Extraneural rabies virus infection. Amer. J. Path. **54**, 251—273 (1969).

Dietert, S. E.: The occurrence of tubular intramitochondrial inclusions in the post-mortem zona fasciculata of the rat adrenal. Anat. Rec. **165**, 41—53 (1969).

Dixon, J. S.: Nuclear bodies in normal and chromatolytic sympathetic neurons. Anat. Rec. **168**, 179—186 (1970).

Dostoiewsky, A.: Ein Beitrag zur mikroskopischen Anatomie der Nebennieren bei Säugethieren. Arch. mikr. Anat. **27**, 277—296 (1886).

Dzsinich, Cs., Szabó, D., Ökrös, I.: Cycloheximide-induced ultrastructural changes in the adrenal cortex of the rat. Experientia (Basel) **25**, 835—836 (1969).

Ehrenbrand, F.: Sind die sogenannten „fuchsinophilen" Zellen der Nebennierenrinde spezifische Androgenbildner? Morphologische und histotopochemische Untersuchungen an Meerschweinchen- und Rattenorganen. Acta histochem. (Jena) **7**, 1—73 (1959).

— Ist die androgene Partialfunktion der Nebennierenrinde mit morphologischen Methoden erfaßbar? Fortschr. Med. **81**, 873—875 (1963).

Enders, A. C., Lyons, W. R.: Observations on the fine structure of lutein cells. II. The effects of hypophysectomy and mammatrophic hormone in the rat. J. Cell Biol. **22**, 127—141 (1964).

— Schlafke, S., Warren, R.: Cytology of the fetal zone of the adrenal gland of the armadillo. Anat. Rec. **154**, 807—821 (1966).

Engel, A. G., Dale, A. J. D.: Autophagic glycogenosis of late onset with mitochondrial abnormalities: Light and electron microscopic observations. Mayo Clin. Proc. **43**, 233—279 (1968).

Engel, W. K., Bishop, D. W., Cunningham, G. G.: Tubular aggregates in type II muscle fibers: Ultrastructural and histochemical correlation. J. Ultrastruct. Res. **31**, 507—525 (1970).

Fahrenbach, W. H., Kneeland, J. E.: Crystalloids of the agranular reticulum. Anat. Rec. **154**, 501 (1966).

Fawcett, D. W.: Die Zelle. Ein Atlas zur Ultrastruktur. München-Berlin-Wien: Urban & Schwarzenberg 1969.

— Burgos, M. H.: Studies on the fine structure of the mammalian testis. II. The human interstitial tissue. Amer. J. Anat. **107**, 245—269 (1960).

— Long, J. A., Jones, A. L.: The ultrastructure of endocrine glands. Recent Progr. Hormone Res. **25**, 315—380 (1969).

Finegold, M. J.: Interstitial pulmonary edema. An electron microscopic study of the pathology of staphylococcal enterotoxemia in rhesus monkeys. Lab. Invest. **16**, 912—924 (1967).
Frazão, J. V.: Corpuscules sphéroïdes dans la médullaire surrénale de l'homme et du cheval. C. R. Soc. Biol. (Paris) **146**, 956—960 (1952).
Friend, D. S., Brassil, G. E.: Osmium staining of endoplasmic reticulum and mitochondria in the rat adrenal cortex. J. Cell Biol. **46**, 252—266 (1970).
Frühling, J., Meneghelli, V., Claude, A.: Inclusions tubulaires à organisation paracristalline et leurs rapports avec les crêtes dans les mitochondries de la corticosurrénale du Rat et du Bœuf. J. Microscopie **7**, 705—714 (1968).
— Sand, G., Penasse, W., Claude, A.: Correlation entre le métabolisme du cholesterol et l'ultrastructure des cellules de la corticosurrénale du Rat. 7th Int. Congr. Electr. Micr. Grenoble **3**, 509—510 (1970).
Fujita, H., Asagami, Ch., Murozumi, S., Yamamoto, K., Konishita, K.: Electron microscopic studies of mast cells of human fetal skins. J. Ultrastruct. Res. **28**, 353—370 (1969).
Gambetti, P., Gonatas, N. K.: Fibrils and lattice-like intranuclear structures in nuclei of neurons. Riv. Pat. nerv. ment. **88**, 188—196 (1967).
Giacomelli, F., Wiener, J., Spiro, D.: Cytological alterations related to stimulation of the zona glomerulosa of the adrenal gland. J. Cell Biol. **26**, 499—521 (1965).
Gillim, S. W., Christensen, A. K., McLennan, C. E.: Fine structure of human granulosa and theca lutein cells at the stage of maximum progesterone secretion during the menstrual cycle. Anat. Rec. **163**, 189 (1969a).
— — — Fine structure of the human menstrual corpus luteum at its stage of maximum secretory activity. Amer. J. Anat. **126**, 409—428 (1969b).
Glauert, A. M.: Factors influencing the appearance of biologic specimens in negatively stained preparations. Lab. Invest. **14**, 1069—1079 (1965).
Goodman, P., Latta, J. S., Wilson, R. B., Kadis, B.: The fine structure of sow lutein cells. Anat. Rec. **161**, 77—90 (1968).
Gorgas, K.: Vergleichende Studien zur Morphologie, mikroskopischen Anatomie und Histochemie der Nebennieren von Chinchilloidea und Cavioidea (Caviomorpha Wood 1955). Z. wiss. Zool. **175**, 53—236 (1967).
Gouranton, J.: Developpement d'un virus intranucléaire, dans certaines cellules de l'intestin moyen d'un Coleoptère adulte Gyrinus natator L. 7th Int. Congr. Electr. Micr. Grenoble **3**, 329—330 (1970).
Green, J. A., Garcilazo, J. A., Maqueo, M.: Ultrastructure of the human ovary. II. The luteal cell at term. Amer. J. Obstet. Gynec. **99**, 855—863 (1967).
Grignon, G., Hatier, R., Guedenet, J. C., Dollander, A.: Étude ultrastructurale de la réponse des cellules de la corticosurrénale à un traitment par l'ACTH ou la métopirone chez l'embryon de poulet et chez le poussin. J. Microscopie **6**, 58a (1967).
Gruner, J.-E.: Anomalies du réticulum sarcoplasmique et prolifération de tubules dans le muscle d'une paralysie périodique familiale. C. R. Soc. Biol. (Paris) **160**, 193—195 (1966).
Guieysse, M. A.: La capsule surrénale du Cobaye. Histologie et fonctionnement. J. Anat. (Paris) **37**, 312—341, 435—467 (1901).
Hammersen, F.: On the fine structure of peculiar inclusion bodies in vascular adventitial cells. Z. Zellforsch. **109**, 380—383 (1970).
Hand, A.: Intracristal helices in salivary gland mitochondria. Anat. Rec. **168**, 565—568 (1970).
Harrison, G. A., Weibel, J.: The membranous component of alveolar exudate. J. Ultrastruct. Res. **24**, 334—342 (1968).
Hatakeyama, S.: A study on the interstitial cells of the human testis especially on their fine-structural pathology. Acta path. jap. **15**, 155—197 (1965).
— Submicroscopic study on the developmental morphokinetics of the human embryonal and newborn adrenal cortex. Acta path. jap. **16**, 253—286 (1966).
Haynes, R. C., Berthet, L.: Studies on the mechanism of action of the adrenocorticotropic hormone. J. biol. Chem. **225**, 115—124 (1957).
Hecker, W.: Elektronenoptische Untersuchungen an Nierenzellen von Erythrocebus patas nach Infektion mit SV 40 und Adenovirus Typ 12. Arch. ges, Virusforsch. **29**, 222—240 (1970).

Henry, K., Petts, V.: Nuclear bodies in human thymus. J. Ultrastruct. Res. **27**, 330—343 (1969).
Hirano, A., Zimmerman, H. M.: Some new cytological observations of the normal rat ependymal cell. Anat. Rec. **158**, 293—302 (1967).
Hoerr, N. L.: The cells of the suprarenal cortex in guinea pig. Their reaction to injury and their replacement. Amer. J. Anat. **48**, 139—198 (1931).
— Histological studies on lipins. II. A cytological analysis of the liposomes in the adrenal cortex of the guinea pig. Anat. Rec. **66**, 317—342 (1936).
Holstein, A.-F.: Über das Zwischenzellsystem im Hoden menschlicher Embryonen. Anat. Anz. Erg. **126**, 175—177 (1970).
Horstmann, E.: Die Kerneinschlüsse im Nebenhodenepithel des Hundes. Z. Zellforsch. **65**, 770—776 (1965).
Howatson, A. F., Whitmore, G. F.: The development and structure of vesicular stomatitis virus. Virology **16**, 466—478 (1962).
Hummeler, K., Koprowski, H., Wiktor, T. J.: Structure and development of rabies virus in tissue culture. J. Virol. **1**, 152—170 (1967).
Hunt, T. E., Hunt, A. E.: Glycogen in the adrenal gland of rats at different ages. Anat. Rec. **133**, 537—552 (1959).
Ichihara, I.: The fine structure of testicular interstitial cells in the mouse administered with vitamin E. Okajimas Folia anat. jap. **43**, 203—217 (1967).
— The fine structure of testicular interstitial cells in mice during postnatal development. Z. Zellforsch. **108**, 475—486 (1970).
Idelman, S.: Mitochondries et liposomes. Déscription d'une transformation mitochondriale observée dans la corticosurrénale du Rat. J. Microscopie **3**, 437—446 (1964).
— Contribution à la cytophysiologie infrastructurale de la corticosurrénale chez le Rat albinos. Ann. Sci. nat. Zool. **8**, 205—362 (1966).
Ikuta, F., Zimmerman, H. M.: Intramuscular precancerous lesions from hydrocarbons. Arch. Path. **78**, 377—389 (1964).
— — The viral particles in the reactive cells of the brain induced by chemical carcinogens. Int. J. Neurol. (Montevideo) **5**, 10—28 (1966).
Inano, H., Inano, A., Tamaoki, B.-I.: Submicrosomal distribution of adrenal enzymes and cytochrome P-450 related to corticoidogenesis. Biochim. biophys. Acta (Amst.) **191**, 257—271 (1969).
Iseri, O. A., Lieber, C. S., Gottlieb, L. S.: The ultrastructure of fatty liver induced by prolonged ethanol ingestion. Amer. J. Path. **48**, 535—555 (1966).
Ishikawa, T.: Fine structure of retinal vessels in man and in the macaque monkey. Invest. Ophthal. **2**, 1—15 (1963).
Jessen, H.: Intramitochondrial helices in ameloblasts. J. Ultrastruct. Res. **20**, 301 (1967).
— The morphology and distribution of mitochondria in ameloblasts with special reference to a helix containing type. J. Ultrastruct. Res. **22**, 120—135 (1968).
Johannisson, E.: The foetal adrenal cortex in the human. Acta endocr. (Kbh.), Suppl. **130**, 1—107 (1968).
Jones, D. J., Jr., Nicholson, W. E., Liddle, G. W., Finnegan, A. W.: Role of glucose in facilitating the acute steroidogenic action of adrenocorticotropic hormone (ACTH). Proc. Soc. exp. Biol. (N.Y.) **133**, 764—769 (1970).
Jones, K. W.: The induction of paracristalline thread-complexes in the nuclei of amphibian cells by actinomycin D and other DNA-binding antibiotics. J. Ultrastruct. Res. **18**, 71—84 (1967).
Kahri, A.: Histochemical and electron microscopic studies on the cells of the rat adrenal cortex in tissue culture. Acta endocr. (Kbh.) **52**, Suppl. **108**, 1—96 (1966).
— Inductive transformation as a basic phenomenon in the genesis of cells of the zona fasciculata and reticularis of the adrenal cortex. Acta anat. (Basel) **71**, 67—78 (1968a).
— Effects of actinomycin D and puromycin on the ACTH-induced ultrastructural transformation of mitochondria of cortical cells of rat adrenals in tissue culture. J. Cell Biol. **36**, 181—195 (1968b).
— Selective inhibition by chloramphenicol of ACTH-induced reorganization of inner mitochondrial membranes in fetal adrenal cortical cells in tissue cultures. Amer. J. Anat. **127**, 103—130 (1970).

Karlsson, U.: Three-dimensional studies of neurons in the lateral geniculate nucleus of the rat. I. Organelle organization in the perikaryon and its proximal branches. J. Ultrastruct. Res. **16**, 429—481 (1966).
Kawoi, A.: Ultrastructural zonation of the human adrenal cortex. Acta path. jap. **19**, 115—149 (1969).
Kjaerheim, Å.: Crystallized tubules in the mitochondrial matrix of adrenal cortical cells. Exp. Cell Res. **45**, 236—239 (1967).
— Studies of adrenocortical ultrastructure. 2. The interrenal cell of the domestic fowl as seen after glutaraldehyde perfusion fixation. Z. Zellforsch. **91**, 429—455 (1968a).
— Studies of adrenocortical ultrastructure. 3. Effects of dexamethasone and medroxyprogesterone on interrenal cells of the domestic fowl. Z. Zellforsch. **91**, 456—474 (1968b).
— Studies of adrenocortical ultrastructure. 4. Effects of ACTH on interrenal cells of the domestic fowl. J. Microscopie **7**, 715—738 (1968c).
— Light and dark cells—fact or fiction? 7th Int. Congr. Electr. Micr. Grenoble **2**, 403—404 (1970).
Kim, K. S., Boatman, E. S.: Electron microscopy of monkey kidney cell cultures infected with rubella virus. J. Virol. **1**, 205—214 (1967).
Kim, S. U., Masurovsky, E. B., Benitez, H. H., Murray, M. R.: Histochemical studies of the intranuclear rodlet in neurons of chicken sympathetic and sensory ganglia. Histochemie **24**, 33—40 (1970).
Kistler, G. S., Caldwell, P. R. B., Weibel, E. R.: Development of fine structural damage to alveolar and capillary lining cells in oxygen-poisoned rat lungs. J. Cell Biol. **32**, 605—628 (1967).
Kitajima, E. W., Lauritis, J. A., Swift, H.: Morphology and intracellular localization of a bacilliform latent virus in sweet clover. J. Ultrastruct. Res. **29**, 141—150 (1969).
Kittinger, G. W., Beamer, N. B.: In vitro corticosteroidogenesis in primates: A comparative study. Gen. comp. Endocr. **13**, 236—241 (1969).
Kobayasi, T., Midtgård, K., Asboe-Hansen, G.: Ultrastructure of human mastcell granules. J. Ultrastruct. Res. **23**, 153—165 (1968).
Kohno, Sh.: Zur vergleichenden Histologie und Embryologie der Nebennieren der Säuger und des Menschen. Z. Anat. Entwickl.-Gesch. **77**, 419—480 (1925).
Koizumi, T.: Electron microscopic study of the corpus luteum in rabbits and rats. [Jap.]. Folia endocr. jap. **41**, 994—1009 (1965).
Kolmer, W.: Zur vergleichenden Histologie, Zytologie und Entwicklungsgeschichte der Säugetiernebenniere. Arch. mikr. Anat. **91**, 1—139 (1918).
Kretser, D. M. de: The fine structure of the testicular interstitial cells in men in normal androgenic status. Z. Zellforsch. **80**, 594—609 (1967a).
— Changes in the fine structure of the human testicular interstitial cells after treatment with human gonadotropins. Z. Zellforsch. **83**, 344—358 (1967b).
— Crystals of Reinke in the nuclei of human testicular interstitial cells. Experientia (Basel) **24**, 587—588 (1968).
Kruger, L., Maxwell, D. S.: Wallerian degeneration in the optic nerve of a reptile. An electron microscopic study. Amer. J. Anat. **125**, 247—270 (1969).
Laird, H. M., Jarrett, O., Crighton, G. W., Jarrett, W. F. H., Hay, D.: Replication of leukemogenic-type virus in cats inoculated with feline lymphosarcoma extracts. Cancer Inst. **41**, 879—894 (1968).
Lampert, P., Blumberg, J. M., Pentschew, A.: An electron microscopic study of dystrophic axons in the gracile and cuneate nuclei of vitamin E-deficient rats. J. Neuropath. exp. Neurol. **23**, 60—77 (1964).
Lane, N.: Intranuclear fibrillar bodies in actinomycin D-treated oocytes. J. Cell Biol. **40**, 286—291 (1969).
Lee, P. E.: Morphology of wheat striate mosaic virus and its localization in infected cells. Virology **33**, 84—94 (1967).
Leeson, C. R.: Observations on the fine structure of rat interstitial tissue. Acta anat. (Basel) **52**, 34—48 (1963).
Legg, P. G.: Electron microscopic studies on compound tubular bodies in acinar cells of cat pancreas. J. Anat. (Lond.) **103**, 359—369 (1968).

Lennep, E. W. van, Madden, L. M.: Electron microscopic observations on the involution of the human corpus luteum of menstruation. Z. Zellforsch. **66**, 365—380 (1965).
Lentz, T. L.: Fine structure of the posterior subclavian ganglion of the newt Triturus. Anat. Rec. **158**, 453—472 (1967).
Levine, A. J., Skelton, F. R.: A light and electron microscopic study of hyaline droplet and vacuole formation in the adrenal glands of rats treated with methylandrostenediol. Amer. J. Path. **51**, 831—854 (1967).
Lindner, E.: Die Sacculi mitochondriales der Diskochondrien und Sphaerochondrien in der Nebennierenrinde vom Igel (Erinaceus europaeus L.). Z. Zellforsch. **72**, 212—235 (1966).
— Leonhardt, H.: Cytosomen mit Zylindroiden und fünfschichtigen Membranen. Untersuchungen an den Nerven- und Gliazellen der Area postrema im Kaninchengehirn. Z. Zellforsch. **86**, 453—474 (1968).
Lombard, Ch., Cabanié, P., Izard, J.: Images évoquant l'aspect de virus dans les cellules du sarcome de Sticker. J. Microscopie **6**, 81—84 (1967).
Long, J. A., Jones, A. L.: Observations on the fine structure of the adrenal cortex of man. Lab. Invest. **17**, 355—370 (1967a).
— — The fine structure of the zona glomerulosa and the zona fasciculata of the adrenal cortex of the opossum. Amer. J. Anat. **120**, 463—488 (1967b).
— — Alterations in fine structure of the opossum adrenal cortex following sodium deprivation. Anat. Rec. **166**, 1—26 (1970).
Lucy, J. A., Glauert, A. M.: Structure and assembly of macromolecular lipid complexes composed of globular micelles. J. molec. Biol. **8**, 727—748 (1964).
Luse, S. A.: Electron microscopic observations on the adrenal gland. In: The adrenal cortex, p. 46—49. New York: P. B. Hoeber 1961.
— Fine structure of adrenal cortex. In: The adrenal cortex, p. 1—59. Boston (Mass.): Little, Brown and Co. 1967.
Luzzati, V., Husson, F.: The structure of the liquid-crystalline phases of lipid-water systems. J. Cell Biol. **12**, 207—218 (1962).
MacDonald, R. D., Rewcastle, N. B., Humphrey, J. G.: The myopathy of hyperkalemic periodic paralysis. Arch. Neurol. **19**, 274—283 (1968).
MacLeod, R., Black, L. M., Moyer, F. H.: The fine structure and intracellular localization of potato yellow dwarf virus. Virology **29**, 540—552 (1966).
Magalhães, M. C., Magalhães, M. M.: A stereologic study of the effects of metopiron on the rat adrenal. Lab. Invest. **21**, 491—496 (1969).
Magalhães, M. M.: Intranuclear bodies in cells of rabbit and rat retina. Exp. Cell Res. **47**, 628—632 (1968).
— Magalhães, M. C.: Inclusions intramitochondriales à structure cristalline dans la corticosurrénale du Rat. J. Microscopie **7**, 549—558 (1968).
Marek, J., Thoenes, W., Motlík, K.: Lipoide Transformation der Mitochondrien der Nebennierenrinde durch Aminoglutethimid. Naturwissenschaften **57**, 250—251 (1970).
Martino, C. de, Accini, L., Andres, G. A., Archetti, I.: Tubular structures associated with the endothelial endoplasmic reticulum in glomerular capillaries of rhesus monkey and nephritic man. Z. Zellforsch. **97**, 502—511 (1969).
Masurovsky, E. B., Benitez, H. H., Murray, M. R.: Ultrastructural studies of sympathetic neurons and supporting cells cultured in deuterium oxide versus nerve growth factor. J. Cell Biol. **31**, 73a (1966).
— — Kim, S. U., Murray, M. R.: Origin, development, and nature of intranuclear rodlets and associated bodies in chicken sympathetic neurons. J. Cell Biol. **44**, 172—191 (1970).
— — Seung-U, K., Murray, M. R.: Development and nature of intranuclear rodlets and associated bodies in chicken sympathetic neurons. J. Cell Biol. **39**, 86a (1968).
— Bunge, M. B., Bunge, R. P.: Cytological studies of organotypic cultures of rat dorsal root ganglia following x-irradiation in vitro. I. Changes in neurons and satellite cells. J. Cell Biol. **32**, 467—496 (1967).
Matsumoto, S., Kawai, A.: Comparative studies on development of rabies virus in different host cells. J. Virol. **39**, 449—459 (1969).
May, G., Knothe, H., Hülser, D., Herzberg, K.: Elektronenmikroskopische Befunde bei einer Affenseuche (Cercopithecus aethiops). Zbl. Bakt., I. Abt. Orig. **207**, 145—151 (1968).

Mays, U.: Parakristallines Endoplasmatisches Retikulum im Ovar von Pyrrhocoris apterus (Heteroptera). Z. Naturforsch. **22**b, 459 (1967).

Meneghelli, V., Frühling, J., Claude, A.: Inclusions à structure périodique dans les mitochondries de la zone fasciculée, plus rarement glomérulaire, de la surrénale chez le Rat. J. Microscopie **6**, 69a—70a (1967).

Merker, H. J., Diáz-Encinas, J.: Das elektronenmikroskopische Bild des Ovars juveniler Ratten und Kaninchen nach Stimulierung mit PMS und HCG. Z. Zellforsch. **94**, 605—623 (1969).

Merkow, L. P., Acevedo, H. F., Slifkin, M., Caito, B. J.: Studies on the interstitial cells of the testis. I. The ultrastructure in the immature guinea pig and the effect of stimulation with human chorionic gonadotropin. Amer. J. Path. **53**, 47—61 (1968a).

— — — — Pardo, M.: Studies on the interstitial cells of the testis. II. The ultrastructure in the adult guinea pig and the effect of stimulation with human chorionic gonadotropin. Amer. J. Path. **53**, 989—1007 (1968b).

— Slifkin, M., Acevedo, H. F., Pardo, M.: Ultrastructural, in vitro, and virological studies on a hilar cell tumor of the ovary. 7th Int. Congr. Electr. Micr. Grenoble **3**, 921—922 (1970).

Meusers, P. J.: Fermenttopochemische Untersuchungen an der Nebennierenrinde des Meerschweinchens nach Abschluß einer langfristigen Cortisonbehandlung. Histochemie **7**, 50—63 (1966).

Middelkamp, J. N., Patrizi, G., Reed, Ch. A.: Light and electron microscopic studies of the guinea pig cytomegalovirus. J. Ultrastruct. Res. **18**, 85—101 (1967).

Minio, F., Gautier, A.: L'ultrastructure du foie humain lors d'ictères idiopathiques chroniques. IV. Mitochondries de morphologie inhabituelle et «inclusions cytoplasmiques paracristallines» hepatocytaires. Z. Zellforsch. **78**, 267—279 (1967).

Miyamoto, K., Matsumoto, S.: Comparative studies between pathogenesis of street and fixed rabies virus. J. exp. Med. **125**, 447—456 (1967).

Morales, R., Duncan, D.: Multilaminated bodies and other unusual configurations of endoplasmic reticulum in the cerebellum of the cat. An electron microscopic study. J. Ultrastruct. Res. **15**, 480—489 (1966).

Mori, H., Matsumoto, K.: On the histogenesis of the ovarian interstitial gland in rabbits. I. Primary interstitial gland. Amer. J. Anat. **129**, 289—306 (1970).

Motlík, K., Janoušková, M.: "Hyaline droplet" formation and some other adrenocortical changes following methylandrostenediol treatment in the rat. Virchows Arch. path. Anat. **336**, 427—446 (1963).

Mrena, E., Frühling, J., Penasse, W., Claude, A.: Study of lipids by electron diffraction and electron microscopy in tissue and in vitro. 7th Int. Congr. Electr. Micr. Grenoble **3**, 15—16 (1970).

Mugnaini, E.: Filamentous inclusions in the matrix of mitochondria from human livers. J. Ultrastruct. Res. **11**, 525—544 (1964).

— On the occurrence of filamentous rodlets in neurons and glia cells of Myxine glutinosa (L.). Sarsia **29**, 221—232 (1967).

Mulon, P.: Note sur la cellule à corps sidérophiles de la surrénale chez le Cobaye. Bibliogr. Anat. **14**, 223—235 (1905).

— Sur les mitochondries de la surrénale (substance corticale, couche graisseuse du Cobaye). C. R. Soc. Biol. (Paris) **68**, 872—873 (1910).

Munroe, J. S., Shipkey, F., Erlandson, R. A., Windle, W. F.: Tumors induced in juvenile and adult primates by chicken sarcoma virus. Nat. Cancer Inst. Monogr. **17**, 365—390 (1964).

Murakami, M.: Elektronenmikroskopische Untersuchungen am interstitiellen Gewebe des Rattenhodens, unter besonderer Berücksichtigung der Leydigschen Zwischenzellen. Z. Zellforsch. **72**, 139—156 (1966).

— Gohara, S., Yoshida, T., Shigematsu, S.: Elektronenmikroskopische Beobachtung bei einem Leydigzelltumor eines Erwachsenen. Endokrinologie **52**, 335—351 (1968).

— Tonutti, E.: Submikroskopische Veränderungen der Leydigzellen des Rattenhodens nach Behandlung mit Oestrogenen und nach Gonadotropinzufuhr. Endokrinologie **50**, 231—250 (1966).

Murphy, F. A., Coleman, P. H., Harrison, A. K., Gary, G. W., Jr.: Colorado tick fever virus: an electron microscopic study. Virology **35**, 28—40 (1968).
Murray, M. R., Benitez, H. H.: Deuterium oxide: Direct action on sympathetic ganglia isolated in culture. Science **155**, 1021—1024 (1967).
Musy, J. P., Modis, L., Gotzos, V., Conti, G.: Nouvelles méthodes de coloration sur coupes semifines pour tissus inclus en «Araldit». Études au microscope à champ clair, à contraste de phase et à fluorescence. Acta anat. (Basel) **77**, 37—49 (1970).
Nagano, T.: The crystalloid of Lubarsch in the human spermatogonium. Z. Zellforsch. **97**, 491—501 (1969).
Nicander, L.: A histochemical study of adrenal glycogen. Acta anat. (Basel) **31**, 388—397 (1957).
Nickerson, P. A.: Effects of ACTH on membranous whorls in the adrenal gland of the Mongolian gerbil. Anat. Rec. **166**, 479—490 (1970).
— Curtis, J. C.: Concentric whorls of rough endoplasmic reticulum in adrenocortical cells of the Mongolian gerbil. J. Cell Biol. **40**, 859—862 (1969).
— Skelton, F. R., Molteni, A.: Observation of filaments in the adrenal of androgen-treated rats. J. Cell Biol. **47**, 277—280 (1970).
Nussdorfer, G. G.: The possible functional role of lysosomes in the cells of the rat adrenal cortex (Zona fasciculata). Lo Sperim. **119**, 55—71 (1969).
— Mazzocchi, G.: Interrelazioni tra i vari tipi di cellule presenti nella zone fascicolata e reticolare della corticosurrene di Ratto normale e in gravidanza. Arch. ital. Anat. Embriol. **74**, 15—28 (1969).
— — Correlated morphometric and autoradiographic studies of the effects of corticosterone on adrenocortical cells of intact and hypophysectomized ACTH-treated rats. Z. Zellforsch. **111**, 90—114 (1970).
Odor, D. L., Patel, A. N., Pearce, L. A.: Familial hypokalemic periodic paralysis with permanent myopathy. J. Neuropath. exp. Neurol. **26**, 98—114 (1967).
Ogawa, M.: Fine structure of the corpuscles of Stannius and the interrenal tissue in goldfish, Carassius auratus. Z. Zellforsch. **81**, 174—189 (1967).
Palmeiro, J., Behrend, Ch. R., Wechsler, W.: Elektronenmikroskopische Befunde an der Skeletmuskulatur bei Polymyositis. Acta neuropath. (Berl.) **7**, 26—43 (1966).
Patrizi, G., Middelkamp, J. N.: Intranuclear structure in paracrystalline array. J. Ultrastruct. Res. **27**, 1—6 (1969a).
— — In vivo and in vitro demonstration of nuclear bodies in vaccinia infected cells. J. Ultrastruct. Res. **28**, 275—287 (1969b).
Pehlemann, F.-W.: Die amitotische Zellteilung. Eine elektronenmikroskopische Untersuchung an Interrenalzellen von Rana temporaria L. Z. Zellforsch. **84**, 516—548 (1968).
— Hanke, W.: Funktionsmorphologie des Interrenalorgans von Rana temporaria L. Z. Zellforsch. **89**, 281—302 (1968).
Pellegrino, C., Franzini, C.: An electron microscope study of denervation atrophy in red and white skeletal muscle fibers. J. Cell Biol. **17**, 327—349 (1963).
Pelliniemi, L. P., Niemi, M.: Fine structure of the human foetal testis. I. The interstitial tissue. Z. Zellforsch. **99**, 507—522 (1969).
Penney, D. P., Barrnett, R. J.: The fine structural localization and selective inhibition of nucleosidephosphatases in the rat adrenal cortex. Anat. Rec. **152**, 265—278 (1965).
Périer, O., Vanderhaeghen, J. J., Pelc, S.: Subacute sclerosing leucoencephalitis. Electron microscopy finding in two cases with inclusion bodies. Acta neuropath. (Berl.) 8, 362—380 (1967).
Peters, D., Müller, G.: Die elektronenmikroskopische Erkennung und Charakterisierung des Marburger Erregers. Dtsch. Ärztebl. **34**, 1831—1834 (1968).
— — The Marburg agent and structures associated with leptospira. Lancet **1969 II**, 923—925.
Petrovic, A., Porte, A.: Étude au microscope électronique de fragments de corticosurrénale de foetus de Cobaye associés à des explants préhypophysaires en culture organotypique. C. R. Soc. Biol. (Paris) **155**, 2013—2015 (1961).
Picheral, B.: Les tissus élaborateurs d'hormones stéroïdes chez les Amphibiens Urodèles. I. Ultrastructure des cellules du tissu glandulaire du testicule de Pleurodeles waltlii Michah. J. Microscopie **7**, 115—134 (1968a).

Picheral, B.: Les tissus élaborateurs d'hormones stéroïdes chez les Amphibiens Urodèles. II. Aspects ultrastructuraux de la glande interrénale de Salamandra salamandra (L.). Étude particulière du glycogène. J. Microscopie **7**, 907—926 (1968b).

— Les tissus élaborateurs d'hormones stéroïdes chez les Amphibiens Urodèles. IV. Étude en microscopie électronique et photonique du tissu glandulaire du testicule et de la glande interrénale après hypophysectomie, chez Pleurodeles waltlii Michah. Z. Zellforsch. **107**, 68—86 (1970).

Pitha, J.: The fine structure of membranous inclusions in the Paneth cells of rabbit. Z. Zellforsch. **90**, 563—569 (1968).

Planel, H., Guilhem, A.: Étude histochimique du glycogène du cortex surrénal. C. R. Soc. Biol. (Paris) **150**, 1274—1276 (1956a).

— — Le glycogène du cortex surrénal: étude histologique, variations expérimentales et rapport avec la colloïde surrénalienne. Ann. Histochim. **1**, 237—248 (1956b).

Popoff, N., Stewart, S.: The fine structure of nuclear inclusions in the brain of experimental golden hamsters. J. Ultrastruct. Res. **23**, 347—361 (1968).

Porta, E. A., Hartroft, W. S., Iglesia, F. A. de la: Hepatic changes associated with chronic alcoholism in rats. Lab. Invest. **14**, 1437—1455 (1965).

Priedkalns, J., Weber, A. F.: Ultrastructural studies of the bovine Graafian follicle and corpus luteum. Z. Zellforsch. **91**, 554—573 (1968).

Probst, A., Müller, O.: Die Zonen der Nebennierenrinde der Ratte. Elektronenmikroskopische Untersuchung. Z. Zellforsch. **75**, 404—421 (1966).

Racela, A., Azarnoff, D., Svoboda, D.: Mitochondrial cavitation and hypertrophy in rat adrenal cortex due to aminoglutethimide. Lab. Invest. **21**, 52—60 (1969).

Reczko, E.: Elektronenmikroskopische Untersuchungen am Virus der Stomatitis vesicularis. Arch. ges. Virusforsch. **10**, 588—605 (1961).

Retienne, K., Espinoza, A., Abdel Rahman, Y., Marx, K. H., Pfeiffer, E. F.: Untersuchungen über den Transport und die Tagesrhythmik von endogenem ACTH im Blut bei Stoffwechselgesunden und Cushing-Kranken. 10. Symp. Dtsch. Endokr. Wien, S. 231—234. Berlin-Göttingen-Heidelberg-New York: Springer 1964.

Rhodin, J. A. G.: The ultrastructure of the adrenal cortex of the rat under normal and experimental conditions. J. Ultrastruct. Res. **34**, 23—71 (1971).

Richardson, J., Sylvester, E. S.: Further evidence of multiplication of sowthistle yellow vein virus in its aphid vector, Hyperomyzus lactucae. Virology **35**, 347—355 (1968).

Robertis, E. de, Sabatini, D.: Mitochondrial changes in the adrenocortex of normal hamsters. J. biophys. biochem. Cytol. **4**, 667—670 (1958).

Robertson, D. M., MacLean, J. D.: Nuclear inclusions in malignant gliomas. Arch. Neurol. (Chic.) **13**, 287—297 (1965).

Rosen, S., Tisher, C. C.: Observations on the rhesus monkey glomerulus and juxtaglomerular apparatus. Lab. Invest. **18**, 240—248 (1968).

Ross, M. H.: Electron microscopy of the human foetal adrenal cortex. In: The human adrenal cortex, p. 558—569. Edinburgh and London: E. & S. Livingstone 1962.

Ruebner, B. H., Hirano, T., Slusser, R. J.: Electron microscopy of the hepatocellular and Kupffer-cell lesions of mouse hepatitis, with particular reference to the effect of cortisone. Amer. J. Path. **51**, 163—189 (1967).

Ruska, C., Ruska, H.: On the behavior of neutral fats and phospholipids during freeze-etching. 7th Int. Congr. Electr. Micr. Grenoble **2**, 453—454 (1970).

Russo, J.: Combined effect of triparanol and human gonadotropin on the ultrastructure of the adult Leydig cell. Z. Zellforsch. **113**, 249—258 (1971).

Salazar, H.: The pars distalis of the female rabbit hypophysis: An electron microscopic study. Anat. Rec. **147**, 469—477 (1963).

Sandborn, E. B., Coté, M. G., Vaillet, A.: Electron microscopy of a human liver in Weil's disease (Leptospirosis icterohaemorrhagica). J. Path. Bact. **92**, 369—374 (1966).

Sato, T.: Age and sex differences in the fine structure of the mouse adrenal cortex. Nagoya J. med. Sci. **30**, 225—251 (1967).

— The fine structure of the mouse adrenal X-zone. Z. Zellforsch. **87**, 315—329 (1968).

Schmidt, W.: Submikroskopische Befunde an den Zwischenzellen des Rattenovariums nach Oestrogenvorbehandlung und folgender Gonadotropinstimulierung. Z. mikr.-anat. Forsch. **81**, 185—208 (1969).

Schutta, H. S., Armitage, J. L.: Thyrotoxic hypokalemic periodic paralysis. J. Neuropath. exp. Neurol. **28**, 321—336 (1969).

Seelig, L. L., Rennels, E. G.: Light and electron microscopic studies on adrenal cortical hypertrophy in the rat. Texas Rep. Biol. Med. **27**, 821—838 (1969).

Seïte, R.: Recherches sur l'ultrastructure, la nature et la signification des inclusions microfibrillaires paracristallines des neurones sympathiques. Z. Zellforsch. **101**, 621—646 (1969).

— Étude ultrastructurale de divers types d'inclusions nucléaires dans les neurones sympathiques du chat. J. Ultrastruct. Res. **30**, 152—165 (1970).

Seliger, W. G., Smith, W. F.: The fine structure of the adrenal cortex of the 13-lined ground squirrel. Amer. J. Anat. **123**, 297—314 (1968).

Sheridan, M. N., Belt, W. D.: Fine structure of the guinea pig adrenal cortex. Anat. Rec. **149**, 73—97 (1964).

Shikata, E., Chen, M.-J.: Electron microscopy of rice transitory yellowing virus. J. Virol. **3**, 261—264 (1969).

Shy, G. M., Gonatas, N. K., Perez, M.: Two childhood myopathies with abnormal mitochondria. I. Megaconial myopathy. II. Pleoconial myopathy. Brain **89**, 133—158 (1966).

Siegert, R., Shu, H.-L., Slenczka, W., Peters, D., Müller, G.: Zur Ätiologie einer unbekannten von Affen ausgegangenen menschlichen Infektionskrankheit. Dtsch. med. Wschr. **92**, 2341—2343 (1967).

Siegesmund, K. A., Dutta, C. A., Fox, C. A.: The ultrastructure of the intranuclear rodlet in certain nerve cells. J. Anat. (Lond.) **98**, 93—97 (1964).

Simpson, R. W., Hauser, R. E.: Structural components of vesicular stomatitis virus. Virology **29**, 654—667 (1966).

Sinha, A. A., Seal, U. S.: Ultrastructure of the corpus luteum of the white-tailed deer (Odocoileus virginianus) during pregnancy. Anat. Rec. **166**, 379 (1970a).

— — Ultrastructural modification in the corpora lutea cells of the raccoon (Procyon lotor) during pregnancy. J. Cell Biol. **47**, 193—194 (1970b).

Sisson, J. K., Fahrenbach, W. H.: Fine structure of steroidogenic cells of a primate cutaneous organ. Amer. J. Anat. **121**, 337—367 (1967).

Smith, K. R., Hudgens, R. W., O'Leary, J. L.: An electron microscopic study of degenerative changes in the cat cerebellum after intrinsic and extrinsic lesions. J. comp. Neurol. **126**, 15—36 (1966).

Smollich, A.: Zur makroskopischen und mikroskopischen Anatomie der Nebenniere des Sumpfbibers (Myocastor coypus Molina). Arch. exp. Vet.-Med. **16**, 763—886 (1962a).

— Zur Morphologie und Genese der sog. dunklen Zellen der Nebennierenrinde von Myocastor coypus (Molina). Z. Zellforsch. **58**, 94—106 (1962b).

— Die sogenannten azidophilen Granula der Nebennierenrinde. Zbl. Vet.-Med. A. **13**, 649—661 (1966).

Soeder, H., Themann, H.: Feinstrukturelle Veränderungen an der Zona fasciculata der Nebennierenrinde von Ratten nach ACTH-Applikation. Beitr. path. Anat. **138**, 189—208 (1968).

Sohval, A. R., Suzuki, Y., Gabrilove, J. L., Churg, J.: Ultrastructure of crystalloids in spermatogonia and Sertoli cells of normal human testis. J. Ultrastruct. Res. **34**, 83—102 (1971).

Sotelo, C., Palay, S. L.: The fine structure of the lateral vestibular nucleus in the rat. J. Cell Biol. **36**, 151—179 (1968).

Sottocasa, G. L., Sandri, G.: Intramitochondrial distribution of cytochrome P-450 in ox adrenal cortex. Biochem. J. **116**, 16P—17P (1970).

Stackpole, Ch. W., Mizell, M.: Electron microscopic observations on herpes-type virus-related structures in the frog renal adenocarcinoma. Virology **36**, 63—72 (1968).

Starke, F.-J., Nolte, A.: Tubulikörper im Zytoplasma der Spermatiden von Planorbis corneus L. (Basommatophora). Z. Zellforsch. **105**, 210—221 (1970).

Sternlieb, I., Berger, J. E.: Optical diffraction studies of crystalline structures in electron micrographs. II. Crystalline inclusions in mitochondria of human hepatocytes. J. Cell Biol. **43**, 448—455 (1969).

Stockenius, W.: Some electron microscopical observations on liquid-crystalline phases in lipid-water systems. J. Cell Biol. **12**, 221—229 (1962).
Strum, J. M.: Fine structure of the dermal luminescent organs, photophores, in the fish, Porichthys notatus. Anat. Rec. **164**, 433—461 (1969).
Sun, C. N.: Lattice structures and osmiophilic bodies in the developing respiratory tissue of rats. J. Ultrastruct. Res. **15**, 380—388 (1966).
Svoboda, D., Higginson, J.: Ultrastructural changes produced by protein and related deficiencies in the rat liver. Amer. J. Path. **45**, 353—379 (1964).
— Manning, R. T.: Chronic alcoholism with fatty metamorphosis of the liver. Amer. J. Path. **44**, 645—662 (1964).
Szabó, D.: Ultrastructural localization of a crystalline substance in the adrenal zona fasciculata of the rat. Acta morph. Acad. Sci. hung. **16**, 121—128 (1968).
— Stark, E., Pósalaky, Z., Varga, B.: Electron-microscopic studies of the adrenal cortex of the rat in various functional conditions. Acta physiol. Acad. Sci. hung. **29**, 380—381 (1966a).
— — Varga, B.: Electron-microscopic study of the functional changes and the acid phosphatase reaction on the fasciculate zone of the rat adrenal. Acta morph. Acad. Sci. hung. **14**, 342 (1966b).
— — — The localization of acid phosphatase activity changes in lysosomes in the adrenal zona fasciculata of intact and hypophysectomized rats following ACTH administration. Histochemie **10**, 321—328 (1967).
Themann, H., Bassewitz, D. B. v.: Parakristalline Einschlußkörper der Mitochondrien des menschlichen Leberparenchyms. Elektronenmikroskopische und histochemische Untersuchungen. Cytobiol. **1**, 135—151 (1969).
Thomas, P. K., Sheldon, H.: Tubular arrays derived from myelin breakdown during Wallerian degeneration of peripheral nerve. J. Cell Biol. **22**, 715—718 (1964).
Thomsen, E., Thomsen, M.: Fine structure of the corpus allatum of the female blow-fly Calliphora erythrocephala. Z. Zellforsch. **110**, 40—60 (1970).
Tonutti, E.: Hormonal gesteuerte Transformationsfelder in der Nebennierenrinde? Z. mikr.-anat. Forsch. **50**, 495—501 (1941).
— Die Umbauvorgänge in den Transformationsfeldern der Nebennierenrinde als Grundlage der Beurteilung der Nebennierenrindenarbeit. Z. mikr.-anat. Forsch. **52**, 32—86 (1942).
— Über die feinstrukturelle Funktionsanpassung der Nebennierenrinde. Endokrinologie **28**, 1—15 (1951).
Unsicker, K.: Über den Feinbau der Hiluszwischenzellen im Ovar des Schweins (Sus scrofa L.) mit Bemerkungen zur Frage der Innervation. Z. Zellforsch. **109**, 495—516 (1970).
Vacek, Z.: Ultrastructure and enzyme histochemistry of the corpus luteum graviditatis and its correlation to the decidual transformation of the endometrium. Folia morph. (Praha) **15**, 375—383 (1967).
Voelz, H.: Structural comparison between intramitochondrial and bacterial crystalloids. J. Ultrastruct. Res. **25**, 29—36 (1968).
Volk, T. L.: Mitochondrial gigantism in the adrenal cortex following hypophysectomy. Lab. Invest. **15**, 707—715 (1966).
— Scarpelli, D. G.: Alterations of fine structure of the rat adrenal cortex after the administration of triparanol. Lab. Invest. **13**, 1205—1214 (1964).
Wachtel, A. W., Szamier, R. B.: Special cutaneous receptor organs of fish. V. Electroreceptor inclusion bodies of Eigenmannia. J. Ultrastruct. Res. **27**, 361—372 (1969).
Waelbroeck, C., Drochmans, P.: Early response of interstitial cells of the mouse testis to gonadotropins and estrogens. 7th Int. Congr. Electr. Micr. Grenoble **3**, 519—520 (1970).
Weber, A. F., Frommes, S. P.: Nuclear bodies: Their prevalence location and ultrastructure in the calf. Science **141**, 912—913 (1963).
— Whipp, S., Usenik, E., Frommes, S. P.: Structural changes in nuclear body in the adrenal zona fasciculata of the calf following the administration of ACTH. J. Ultrastruct. Res. **11**, 564—576 (1964).
Weibel, E. R., Kistler, G. S., Töndury, G.: A stereologic electron microscope study of "tubular myelin figures" in alveolar fluids of rat lungs. Z. Zellforsch. **69**, 418—427 (1966).

Weindl, A., Schwink, A., Wetzstein, R.: Intranukleäre Tubuli-Bündel im Gefäßorgan der Lamina terminalis. Naturwissenschaften **54**, 473 (1967).

— — — Der Feinbau des Gefäßorgans der Lamina terminalis beim Kaninchen. II. Das neuronale und gliale Gewebe. Z. Zellforsch. **85**, 552—600 (1968).

Wetzstein, W.: Elektronenmikroskopische Untersuchungen am Nebennierenmark von Maus, Meerschweinchen und Katze. Z. Zellforsch. **46**, 517—576 (1957).

Wheatley, D. N.: Mitochondrial tubules in the rat adrenal cortex. J. Anat. (Lond.) **103**, 151—154 (1968).

Williamson, J. R.: Ultrastructural localization and distribution of free cholesterol (3β-hydroxysterols) in tissues. J. Ultrastruct. Res. **27**, 118—133 (1969).

Wills, E. J.: Crystalline structures in the mitochondria of normal human liver parenchymal cells. J. Cell Biol. **24**, 511—514 (1965).

Winkler, G., Herrmann, M., Blobel, R., Tonutti, E.: 17-Hydroxycorticoidausscheidung im Harn des Meerschweinchens nach Diphtherietoxin-Vergiftung. Endokrinologie **43**, 219—232 (1962).

Wolff, H. G.: Einige Ergebnisse zur Ultrastruktur der Statocysten von Limax maximus, Limax flavus und Arion empiricorum (Pulmonata). Z. Zellforsch. **100**, 251—270 (1969).

Yamakawa, K.: The fine structure of the mouse testicular interstitial cell. J. Kurume med. Ass. **27**, 621—634 (1964).

Yasutake, S.: Fine structure of the mouse testicular interstitial cell. 5th Int. Congr. Electr. Micr. Philadelphia, 1—13 (1962).

Yates, R. D.: Fine structural observations on untreated and ACTH treated adreno-cortical cells of the zona reticularis of Syrian hamsters. Z. Zellforsch. **66**, 384—395 (1965).

— The effects of triparanol on adrenocortical cells of the zona fasciculata of Syrian hamsters. Z. Zellforsch. **71**, 41—52 (1966).

Zelander, T.: Endocrine organs: The adrenal gland. In: Electron microscopic anatomy, ed. S. M. Kurtz. New York: Acad. Press 1964.

Sachverzeichnis